ATLAS OF OSTEOLOGY

骨学実習
アトラス

執筆　髙井省三

撮影　海老名貴之・髙井省三

はじめに

解剖学は人体の「かたち」と「つくり」を理解する学問であって，決して暗記する（憶える）だけの学問ではない，とよくいわれる。しかし，諸君にも遠い幼い昔，日本語というコトバを懸命に憶えた時代があったはずである。さらに，人体という都市を旅行するには，市町村名，駅名，河川名，道路名を指し示すコトバである解剖学用語を憶えることはどうしても避けられないであろう。

骨学実習は文字通り，人体の骨組みを実際に手に取って観察するもので，この実習をとおして個々の骨および骨格の知識を修得することはもちろん，広く形態学的なものの見方，あるいは科学的観察態度を養うことを目的とする。たとえば，次のような解釈ないしは視点をもって，骨のかたちを観察してみよう。

1. 機能的な解釈。効率よく生活し，生きのびるためのかたち。
2. 個体発生・系統発生による解釈。たとえば 5 本の指の解釈。
3. 構造力学的解釈。たとえば脊柱の弯曲と板バネのモデル。

骨学実習は，ともすれば，実物と名称の対照に終わってしまいがちである。しかし，解剖学用語の裏には多くのものが秘められているので，これを諸君の目と手とそして頭脳で，ぜひとも明らかにして欲しい。

「憶える」の反対語は「忘れる」であるが，「理解する」の反対語はあるであろうか？　みのりある実習を期待する。

著者

目次

脊柱

- 椎骨の基本型 6
- 頚椎 cervical vertebrae 9
- 胸椎 thoracic vertebrae 14
- 腰椎 lumbar vertebrae 15
- 仙骨 sacrum 16
- 尾骨 coccyx 18

胸郭

- 胸郭 thoracic cage 20
- 胸骨 sternum 21
- 肋骨 costae, ribs 22

上肢帯

- 鎖骨 clavicle 26
- 肩甲骨 scapula 28

自由上肢

- 上腕骨 humerus 34
- 橈骨 radius 40
- 尺骨 ulna 44
- 手根骨 carpal bones 47
- 中手骨 metacarpals 48
- 指骨 phalanges 49

下肢帯と骨盤

- 寛骨 hip bone 52

腸骨 ilium 54
坐骨 ischium 56
恥骨 pubis 58
骨盤 pelvis 59

自由下肢

大腿骨 femur, thigh bone 64
膝蓋骨 patella 70
脛骨 tibia 71
腓骨 fibula 74
足根骨 tarsal bones 76
中足骨 metatarsals 79
趾骨 phalanges of foot 80

頭蓋

1. 脳の容器としての頭蓋

   1-1. 頭蓋冠 calvaria の外面 84
   1-2. 頭蓋冠 calvaria の内面 88
   1-3. 内頭蓋底 internal surface of cranial base ... 89
   1-4. 外頭蓋底 external surface of cranial base ... 96

2. 顔面の骨

   2-1. 眼窩 orbit 101
   2-2. 頬骨弓 zygomatic arch 104
   2-3. 鼻腔 bony nasal cavity 105
   2-4. 骨口蓋 bony palate 109
   2-5. 翼口蓋窩 pterygopalatine fossa 111
   2-6. 下顎骨 mandible 112
   2-7. 舌骨 hyoid bone 114

骨学実習のすすめ方

諸君がこれから手にする骨は，いわば諸君の同胞，先達諸氏である。したがって骨（遺骨）を扱うときは礼を失することのないようにしなければならない。眼窩や鼻腔には紙よりも薄い骨がある。取扱いには十分に気をつけよう。

1. いま手にしている骨が身体のどこに，どのように位置しているか？ 自分の身体にあててみたり，交連骨格を参考にして考えてみる。このためには，骨の上下，前後，内外側（これらが左右を決める）が正しく判定できねばならない。

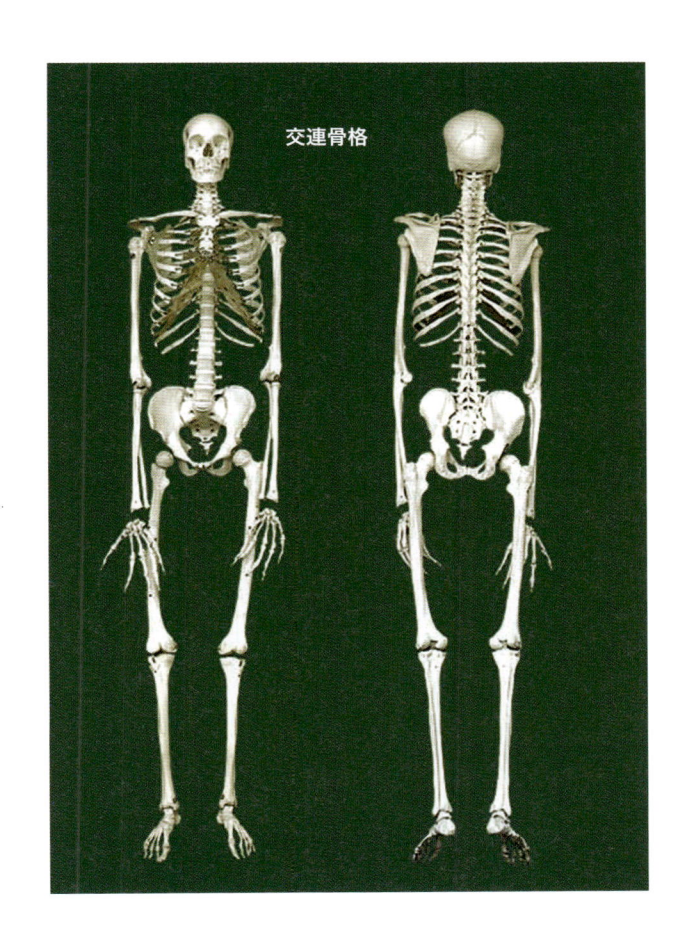

交連骨格

2. 骨の形，特徴，大きさ，厚さなどを観察する。これらの事項によって骨はいくつかのカテゴリーに分類できる。身近なものに似ているか（どのようにモデル化できるか）？　自分の身体の部分（指幅など）をもとにして計るとどうか？

3. 骨を詳細に観察する——突出，くぼみ，溝，孔など。これらはどのような器官（神経，脈管，筋など）と関係があるか？　また，これらの位置は左右判定のときに役立つ。

4. 有対性の骨であれば，左右の判定を試みる。

5. 隣り合う骨を連結させてみる。関節の種類はどれか？　付着する筋を想定して動かしてみよう（関節軟骨がないことに注意しよう）。

6. 骨の性差，年齢差についてはどうか？　教科書の記載のようにはっきりしているだろうか？　いわゆる個体差をどのように考えたらよいだろうか？

7. 頭蓋では分解骨についても観察しよう。

8. ヒト以外の動物の骨と比べてみよう。どのような違いがあるか？

9. X線フィルム像ではどのように見えるだろうか？

以上の諸点について観察したら（順番は不同でもよい），各自の印象をメモ，スケッチしてみよう。スケッチはときには"真実を写す"写真にまさる。

脊柱
vertebral column

脊柱は椎骨で構成され，文字通り人体の back bone となっている。

まず椎骨の典型である胸椎について観察し，ついで頚椎・腰椎などの各椎骨を観察する。「胸椎＋肋骨」が椎骨の基本的なかたちであることから，各椎骨の相同を理解しよう。

脊柱の全景

交連骨格などで脊柱の全体を観察する。

◆ **椎骨** vertebra の数

頚椎 cervical vertebrae：	7個	C1〜C7
胸椎 thoracic vertebrae：	12個	Th1〜Th12
腰椎 lumbar vertebrae：	5個	L1〜L5
仙椎 sacral vertebrae：	5個	S1〜S5
尾椎 coccygeal vertebrae：	3〜5個	Co1〜Co5

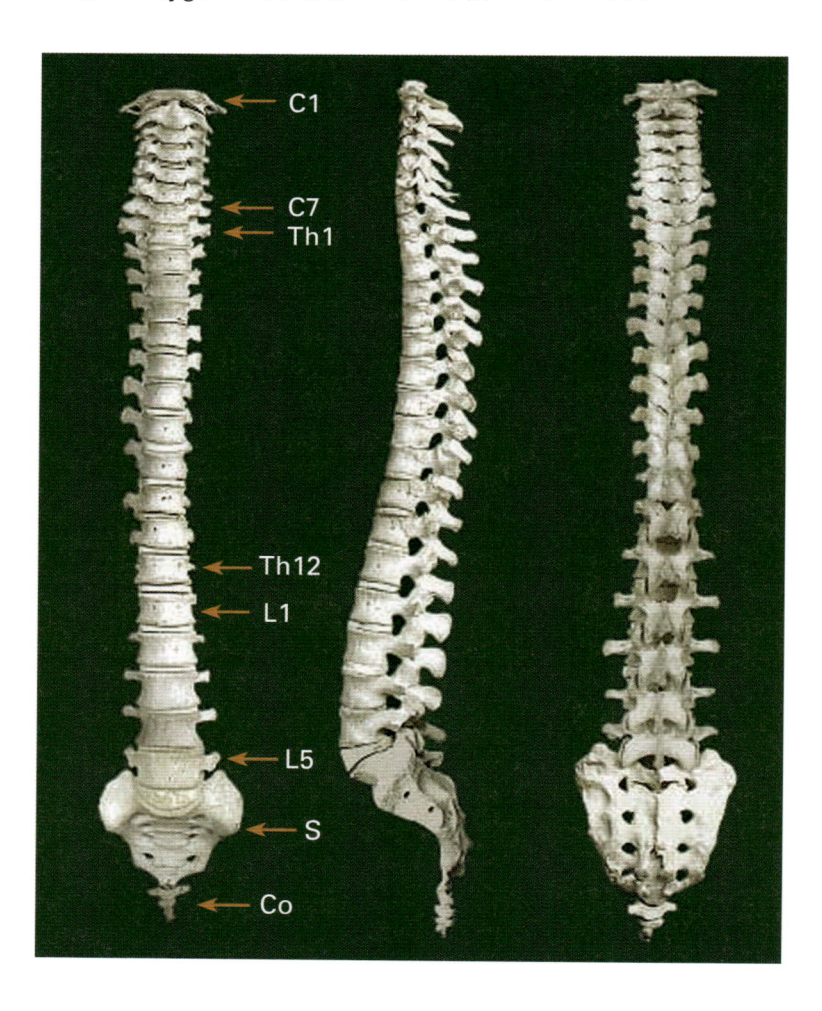

◆ 仙椎化，腰椎化

第5腰椎が第1仙椎のかたちをとることを仙椎化という。完全な仙椎化では（成人では）1個の仙骨と4個の腰椎が存在する。

第1仙椎が第6腰椎のかたちをとることを腰椎化という。完全な腰椎化では（成人では）1個の仙骨と6個の腰椎が存在する。

◆ 後弯 kyphosis　第一次弯曲（胎児期に出現）(1)

◆ 前弯 lordosis　第二次弯曲（誕生後に出現）(2)

脊柱前弯の出現は，乳児の行動の発達と関連する。首がすわるころ（3〜4か月）に頚部の前弯が，つかまり立ちのころ（8〜10か月）に腰部の前弯が発達する。

◆ 側弯 scoliosis　生理的なものは利き腕と関連するという。

◆ 脊柱をまっすぐに保つ筋・靭帯

・脊柱起立筋
・前縦靭帯と後縦靭帯
・黄色靭帯

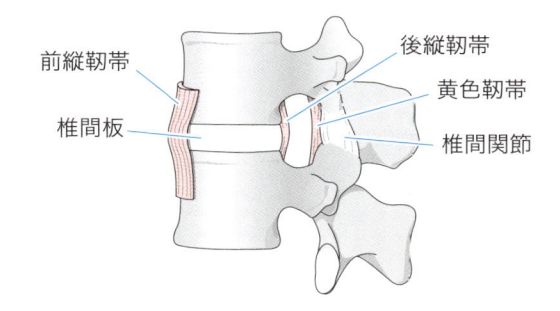

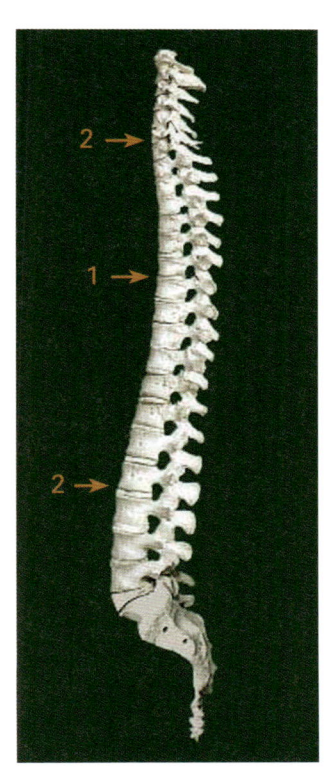

前縦靭帯
椎間板
後縦靭帯
黄色靭帯
椎間関節

椎骨の基本型

前方の円柱状の部分を**椎体**といい，後ろに張り出したアーチ状の部分を**椎弓**という。椎弓からは後方に**棘突起**，左右に一対の**横突起**，上下に二対の**関節突起**が突出する。

◆ 椎孔 vertebral foramen (3)

椎体と椎弓で囲まれた孔。椎骨が連結すると**脊柱管** vertebral canal となり，脊髄とその付属物（髄膜，血管など）を収める。

孔に指を入れて，脊髄の太さを推測しよう。椎孔はせいぜい薬指が入るくらいの大きさ。脊髄の太さもその程度と推測される。

◆ 椎間孔 intervertebral foramen (4)

椎弓の根もとはくびれており，上椎切痕，下椎切痕という。椎骨が連結すると，上下の切痕が合わさって椎間孔となる。

椎間孔を脊髄神経が通る。脊髄後根神経節もここに収まっている。

◆ 椎体 vertebral body (5)

椎体の大きさを各部位で比較しよう。ヒトの椎骨は，上から下（頚椎から腰椎）にいくにしたがって強大になるが，仙骨から下は急に弱小になっている。これは直立二足歩行をするヒトでは，体重を支える働きと関連しているといえよう。

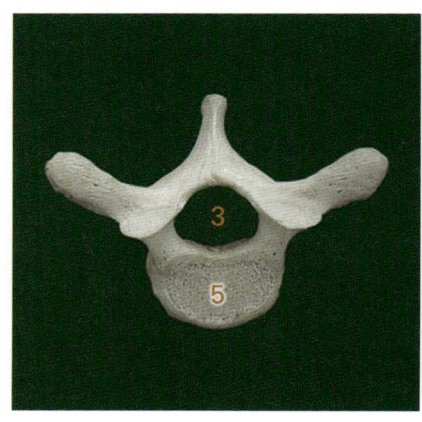

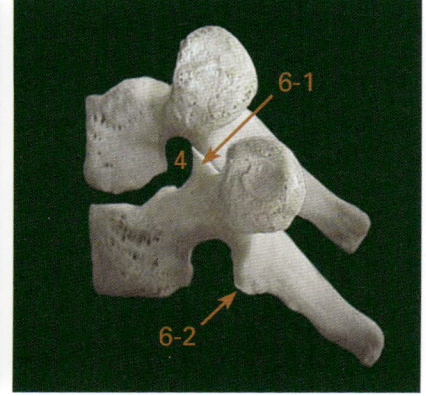

◆ **上関節突起** superior articular process (6-1), **下関節突起** inferior articular process (6-2)

上下の椎弓を連結し, 椎間関節（平面関節）をつくる。

関節面の向きを各部位で比較しよう。頚椎では水平面に, 胸椎では前頭面に, 腰椎では矢状面に関節面がある。したがってこれらの面内での運動が可能である。つまり, 頚部では主に首の旋回（左右を向く）, 胸部では体幹の側屈, 腰部では体幹の前・後屈運動ができる。

	屈曲	伸展	側屈	軸回旋
頚椎	40°	75°	35〜45°	45〜50°
胸椎	45°	25°	20°	35°
腰椎	60°	35°	20°	5°

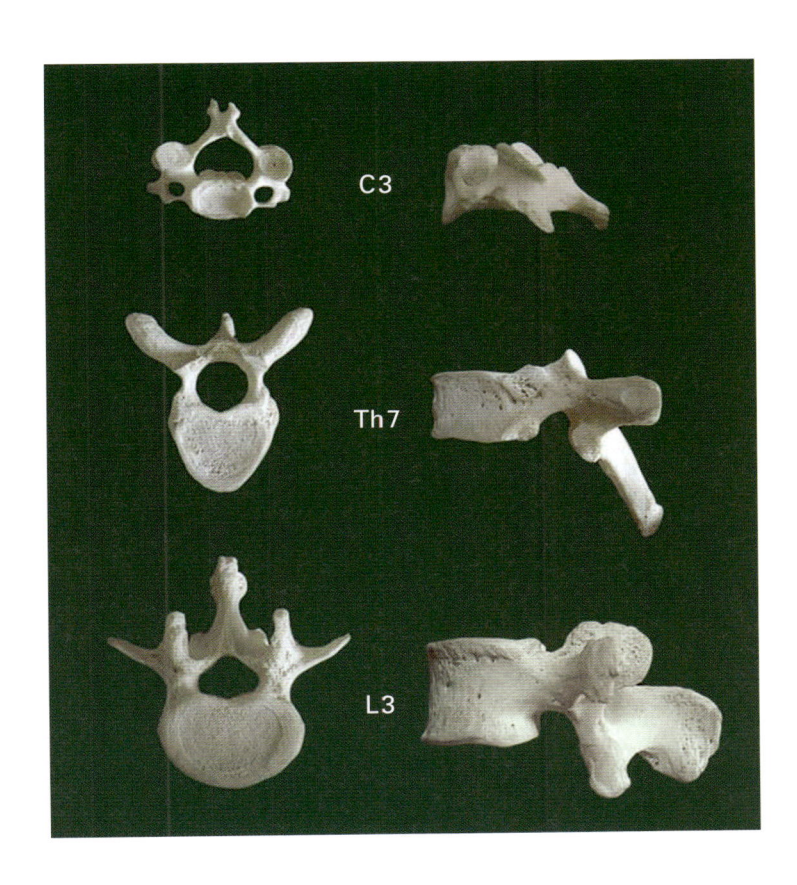

脊柱

◆ **棘突起** きょくとっき spinous process (7)

脊柱起立筋をはじめとする種々の背筋が付く。

突起の傾きを各部位で比較しよう。頚椎では水平であるが，胸椎の下部にいくにしたがって垂直に近くなっていく。胸椎では，体幹を後屈しようとすると棘突起が重なって後屈を邪魔する。

◆ **横突起** おうとっき transverse process (8)

胸椎で発達し，肋骨と関節をつくる。頚椎や腰椎では本来の横突起は退化している。

棘突起とともに種々の背筋の付着部となる。

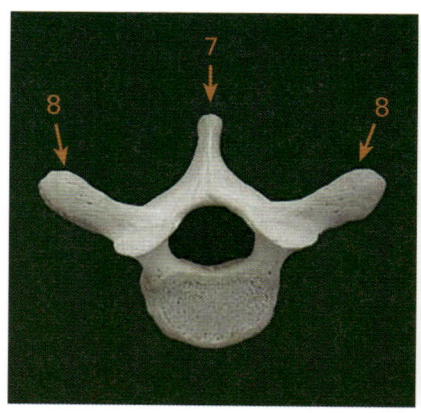

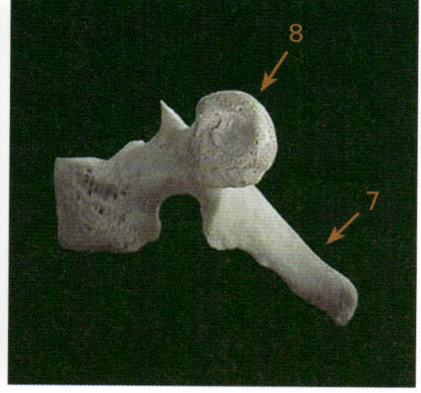

頚椎 cervical vertebrae

- **前結節 anterior tubercle (9)，後結節 posterior tubercle (10)**
  頚椎の特徴は，椎体から横に張り出す突起の先端が二分しており，前部を前結節，後部を後結節という。両結節の間には横突孔がある。

- **横突孔 foramen transversarium (11)**
  椎骨動・静脈が通る。ただし，椎骨動脈は第7頚椎の横突孔を通らずに第6頚椎横突孔から入る。椎骨動脈は環椎の横突孔を抜けて大後頭孔に入り，左右が合流して脳底動脈となり脳を養う。

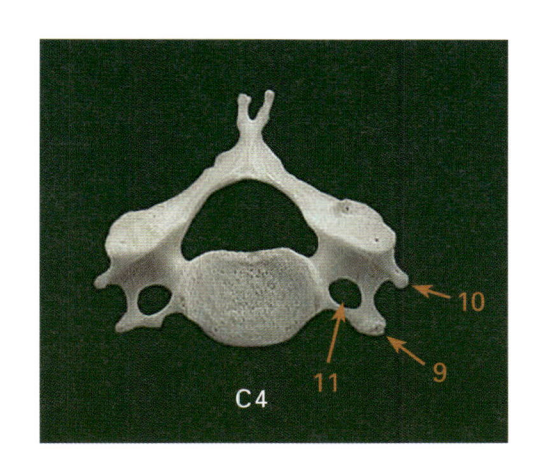

C4

- **本来の横突起はどれか？**
  頚椎の横突起を理解するために，「胸椎＋肋骨」との相同を考えてみる。胸椎に肋骨を関節させ，胸椎の横突起の長さで肋骨を切り落した状態を考えてみよう。すると肋骨は頚椎での前結節に，胸椎の横突起は頚椎の後結節に，そして胸椎横突起と肋骨が囲む穴は頚椎の横突孔に相当することが分かるだろう。

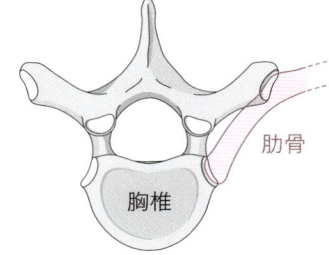

肋骨
胸椎

◆ **環椎** atlas [C1]，**軸椎** axis [C2]

環椎には椎体に相当する部が見当たらず，軸椎には椎体の上に余分な突起，**歯突起** dens (12) がある。歯突起は本来は環椎の椎体であった。発生の途中で環椎の椎体となるべきものが軸椎の椎体と癒合したものである。火葬後に骨を骨壺に納める際に「ホトケサマ」と称して最後に壺に納めるものがこの軸椎である。

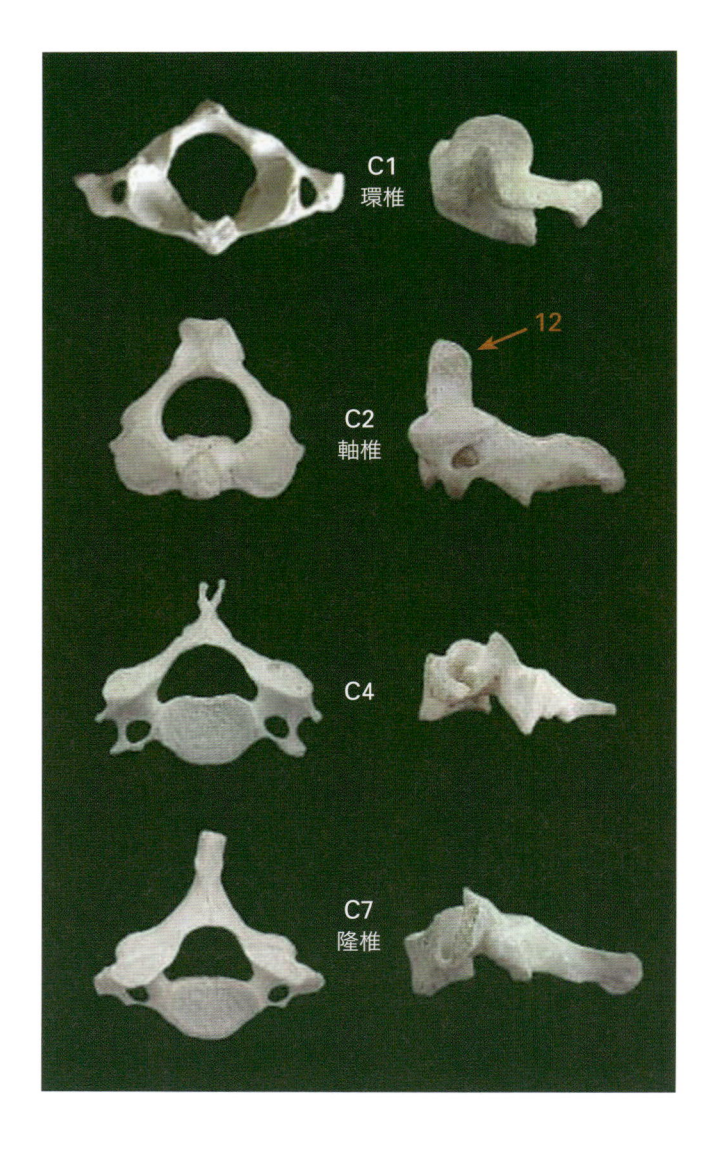

環椎には，後頭骨の後頭顆と関節するための**上関節面** superior articular surface (13-1) と，軸椎の上関節突起と関節するための**下関節面** inferior articular surface (13-2) がある。上関節面は「ひょうたん」形をしているので，これを目当てに環椎の上下が判定できる。

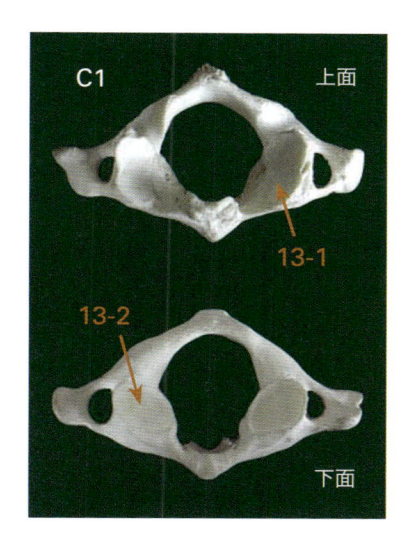

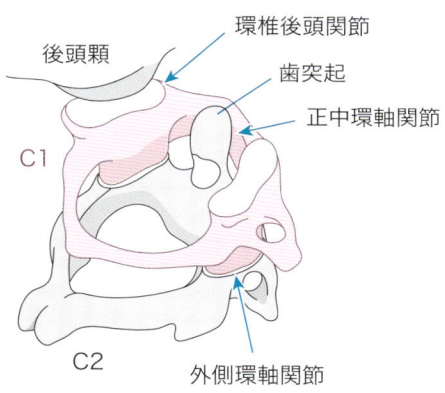

◆ 環椎後頭関節 atlanto-occipital joint〔96ページ参照〕
◆ 正中・外側環軸関節 median and lateral atlanto-axial joint

- 側屈（首をかしげる）：環軸関節での動きはない。環椎後頭関節で3°，軸椎と第3頚椎の椎間関節で5°の合計8°である。これに下位頚椎の椎間関節での運動と合わせて45°の側屈運動ができる。
- 屈曲・伸展（うなずく）：環椎後頭関節では15°ずつの屈曲，伸展ができる。これに環軸関節の運動が加わり，上位頚椎で20〜30°の屈曲・伸展運動ができる。さらに下位頚椎での運動が加わり，合計130°（歯列の咬合面を規準として）となる。
- 回旋（首を振る）：環軸関節では一側へ25°の回旋が可能であり，下位頚椎の椎間関節での運動と合わせて80〜90°の一側への回旋運動ができる。

◆ **頚動脈結節** carotid tubercle

第6頚椎の前結節は幅広く，総頚動脈のすぐ後ろにあることから頚動脈結節と呼ばれる。星状神経節ブロックのときの目印となる。自分の身体で触れてみよう。

◆ **隆椎** vertebra prominens [C7] (14)

第7頚椎の棘突起は長く突出し，ひときわ大きな隆起として触れる。そのため第7頚椎を隆椎と呼び，椎骨を数えるときの起点として用いている。

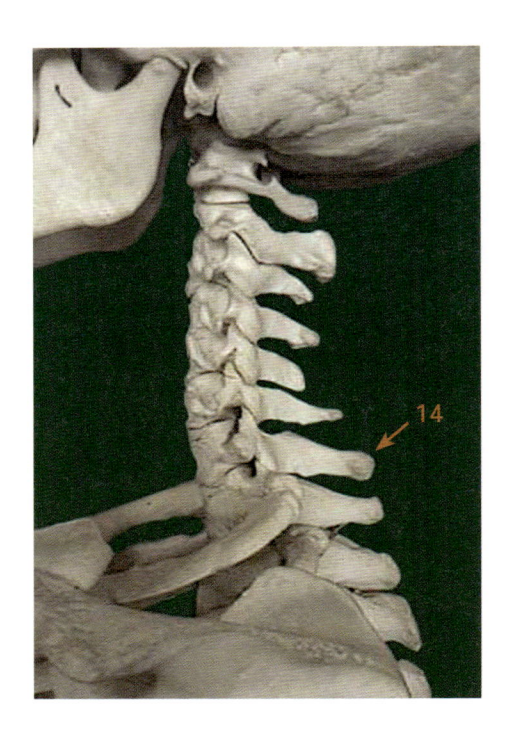

◆ 頚肋 cervical rib

サカナの脊柱で分かるように、脊椎動物の肋骨は胸部に限らず首から腰の脊柱にわたって存在する。ヒトでも頚部の肋骨、腰部の肋骨の名残が出現することがある。頚椎の前結節は肋骨の名残であるから、この前結節が長い状態で存在するものを頚肋という。通常は第7頚椎に出現する。頚肋は、首の神経（頚神経叢、腕神経叢）や血管を圧迫して「胸郭出口症候群」を引き起す。肩や腕のコリや痛みに加え、その部が痺れたり冷たくなったりする。

ヒトの肋骨は12対24本と解剖学で教えられるが、成人の10人に1人ほどの割合で肋骨が余分にある。Bornstein & Peterson (1966) によると、1239骨格のうち9%が13対の肋骨を持っていた。9%のうちの1%未満は第7頚椎が、約5%は第1腰椎が肋骨を造ったものだった。そして3%は椎骨の数が増えたことによるものだった。Galis (1999) によると、第7頚椎が肋骨を造る確率は約0.2%と低い。

ところで、昆虫は頭部、胸部、腹部の体節を持っている。体節にかかわる構造の数と配置を支配する遺伝子をホメオティック遺伝子という。この遺伝子に変異が起こると、たとえばショウジョウバエで頭に肢が生えたりする。

椎骨、肋骨も体節由来だから、ホメオティック遺伝子に支配される。この遺伝子はショウジョウバエでは8個だが、哺乳類では39個ある。HoxA4, HoxA5, HoxB5, HoxA6, HOxB6が全部あって他のホメオティック遺伝子がなければ、第7頚椎に肋骨はできない。この5つのホメオティック遺伝子の1つに変異または欠損が起こると、第7頚椎に肋骨、つまり頚肋ができる。

胸椎 thoracic vertebrae

◆ **肋骨窩** costal facet (15-1)

椎体後方の側面にあり，肋骨頭とともに関節をつくる。

- 第1〜9胸椎：上下にひとつずつ（計2個）半円形の肋骨窩を持つ（第1胸椎の上肋骨窩は円形）。
- 第10〜12胸椎：円形の肋骨窩をひとつ持つ（第10胸椎の上肋骨窩は半円形）。

◆ **横突肋骨窩** transverse costal facet (15-2)

横突起の前面にあり，肋骨結節とともに関節をつくる。

◆ **肋椎関節** costovertebral joints ＝ **肋骨頭関節** joint of head of rib ＋ **肋横突関節** costotransverse joint 〔23ページ参照〕

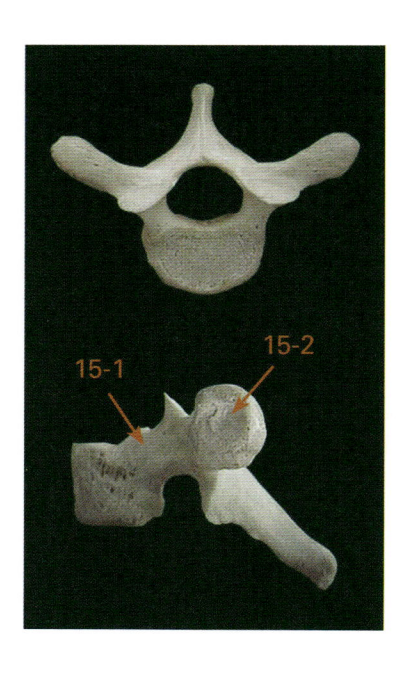

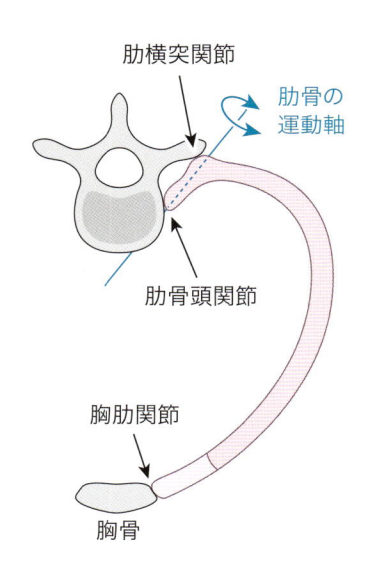

胸椎・腰椎 15

腰椎 lumbar vertebrae

◆ **肋骨突起** costal process (16)

 椎体から側方に大きく張り出した突起。本来の横突起ではなく，肋骨に相当する。

◆ **副突起** accessory process (17)

 肋骨突起の根もとから後下方に向かう小さな突起。これが本来の横突起の痕跡である。

◆ **乳頭突起** mammillary process (18)

 上関節突起の外側から後方に向かう小さな突起。これも本来の横突起の一部であるという。

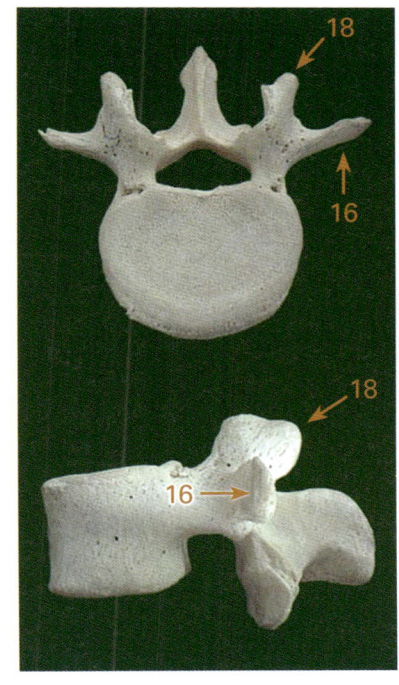

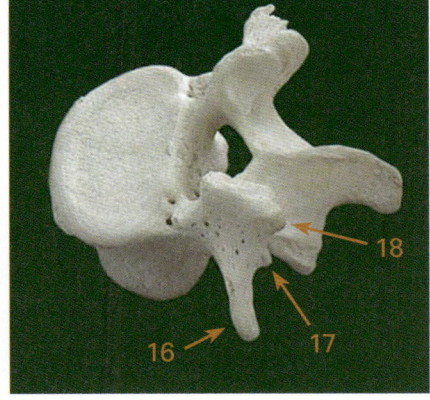

仙骨 sacrum

成人では5つの仙椎は癒合して1つの仙骨になる。

- **横線** transverse ridges (19)

    仙骨の前面には4本の横に走る竹の節のような稜線がある。5つの椎体が癒合した跡である。

- **前仙骨孔** anterior sacral foramina (20)　　脊髄神経の前枝が通る。

仙骨の後面には5列の縦走する稜線がある。

- **正中仙骨稜** median sacral crest (21)

    5つの仙椎の棘突起と棘間靱帯が骨性癒合したもの。

- **中間仙骨稜** intermediate sacral crest

    正中仙骨稜の外側にある弱い稜線。関節突起が癒合したもの。

- **外側仙骨稜** lateral sacral crest (22)

    最も外側にある。横突起の癒合によって生じたもの。

- **後仙骨孔** posterior sacral foramina (23)　　脊髄神経の後枝が通る。

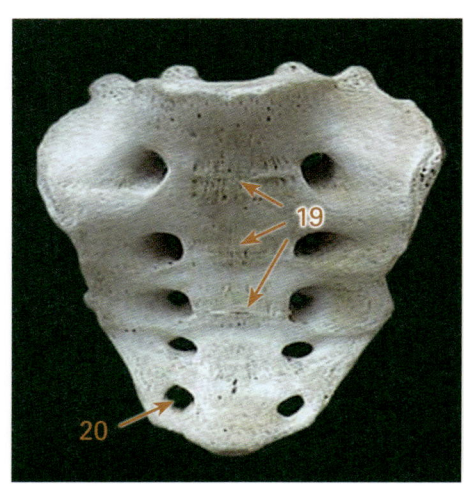

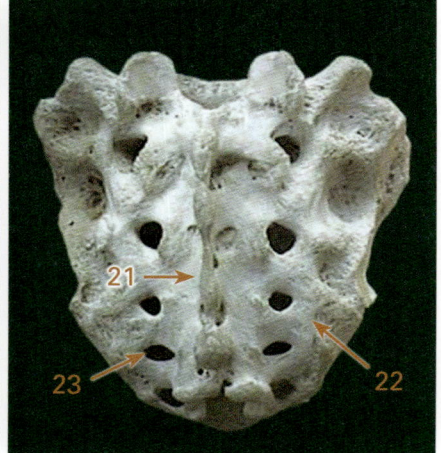

仙骨 | 17

- **耳状面** auricular surface (24)

    耳の形をした関節面。寛骨（腸骨）と連結する。

- **仙腸関節** sacro-iliac joint

    仙骨の耳状面と寛骨の耳状面の表面は関節軟骨を持ち、両者の間には関節腔が存在する。したがって狭義の関節（滑膜性の連結）ではあるが、前仙腸靭帯、骨間仙腸靭帯、後仙腸靭帯によって強固に補強されており、ほとんど動かすことはできない。

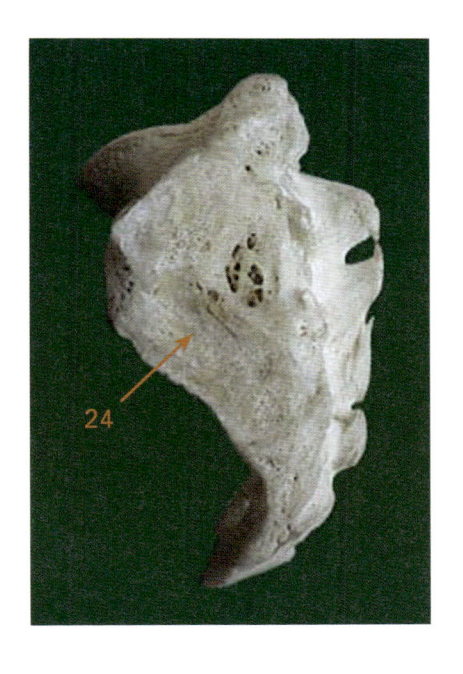

尾骨 coccyx

ヒトでは3～5個の尾椎がある。この数の変異のためヒトの骨の数は約200個というように概数でしか表せない。

椎骨の基本形態はどれくらい保たれているか，観察しよう。

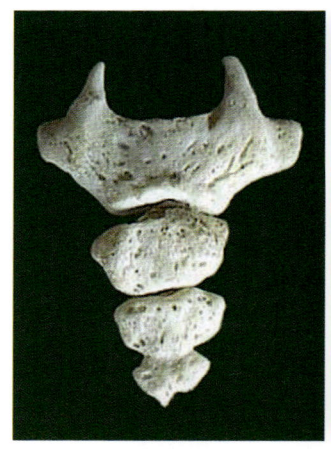

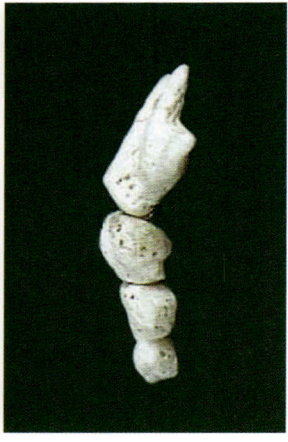

胸郭
thoracic skeleton

はじめに交連骨格で胸郭の全体像をつかむ。胸郭は，12個の胸椎，12対の肋骨（と肋軟骨），そして1個の胸骨で構成される。さらした骨では肋軟骨がほとんど残っていないことに注意しよう。

　　胸郭示数 ＝（胸矢状径／胸横径）× 100

この示数の大きさは，四足獣＞胎児＞子供＞成人の順である。鎖骨の退化した大型有蹄類では腹鋸筋（前鋸筋）によって体重を効率的に支持するため，胸郭の前部はきわめて幅が狭く縦長である。水棲獣では体重支持から解放されるため，胸郭は円形に近く，からだは魚雷のようだ。ヒト成人では胸郭のかたちは前後に偏平だ。このことと，脊柱胸部の後弯は胸郭の重心を脊柱に近づけることに役立っている。

胸郭 thoracic cage

- ◆ 胸郭上口 superior thoracic aperture (1-1)，胸郭下口 inferior thoracic aperture (1-2)

    胸郭の上方および下方への出口

- ◆ 肋骨弓 costal arch (2)

    第8〜10肋軟骨が上位の肋軟骨に連結し，胸骨にいたる弓状線。（第11・12肋骨は短く，胸骨に達しないので，浮遊肋という）

- ◆ 胸骨下角 subcostal angle (3)

    左右の肋骨弓がなす角。成人で70〜80°

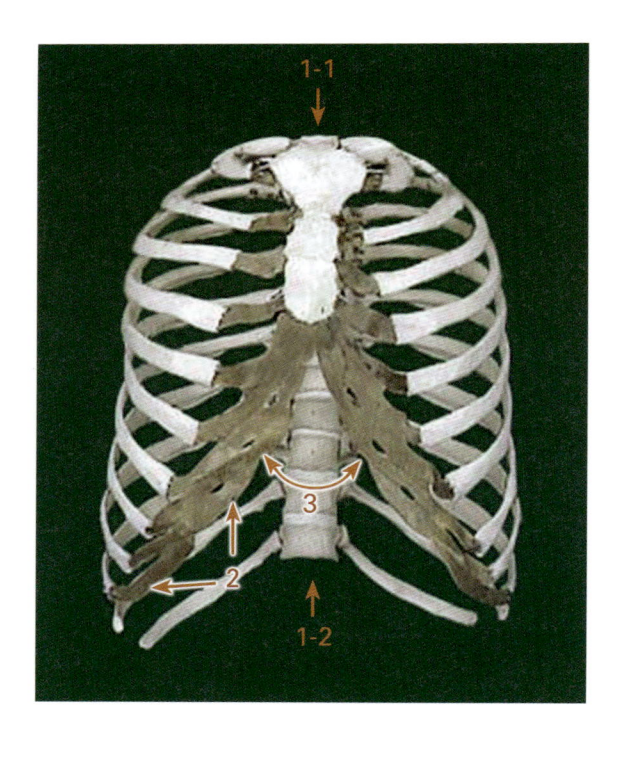

胸骨 sternum

- **胸骨柄** manubrium of sternum (4)
- **鎖骨切痕** clavicular notch (5)
    鎖骨と**胸鎖関節** sternoclavicular joint (6) をつくる。
- **胸骨体** body of sternum (7)
- **胸骨角** sternal angle (8)

    胸骨柄と胸骨体の結合部のカド。体表から容易に触れるので，ここを起点として肋骨（肋間隙）を数えることができる。この位置に第2肋軟骨が付着する。また，胸骨角の高さは次の指標となる。

    ・この高さに第4胸椎と第5胸椎の間の椎間円板がある。
    ・この高さで気管が左右の気管支に分岐する。
    ・この高さで大動脈弓が始まる（上行大動脈 ⇒ 大動脈弓の移行部）。
    ・この高さで大動脈弓が終わる（大動脈弓 ⇒ 胸大動脈の移行部）。

- **剣状突起** xiphoid process

    大部分が軟骨からなり，骨化の時期はきわめて遅い（中年期）。

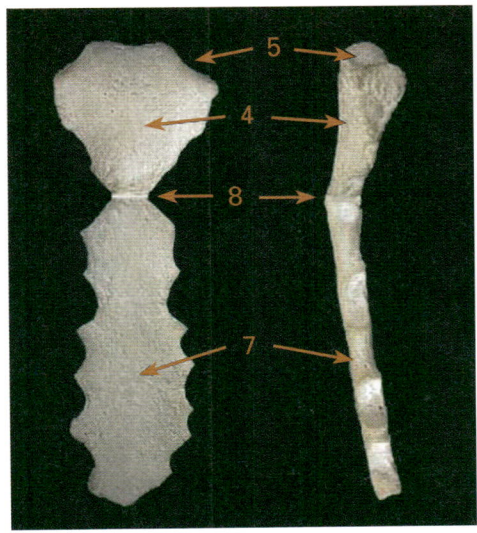

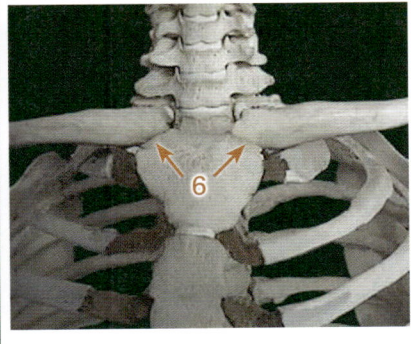

肋骨 costae, ribs

各肋骨の弯曲とねじれを比較しよう。上位の肋骨は弯曲が強く，半円形をしている。ねじれは，下位のものほど大きい。

肋骨の左右を区別しよう。第1および第2肋骨では，後述の特徴によって判断する。その他の肋骨では，上縁は鈍く，下縁は鋭い。下縁の内側には肋骨溝がある。

◆ **肋骨頭** head of rib (9)

  肋骨の後端。胸椎の椎体と肋骨頭関節をつくる。上位の肋骨は2個の椎体にまたがって連結するため，クサビ形の肋骨頭をもつ。関節面は胸椎の半円形の肋骨窩に対応する。

◆ **肋骨結節** tubercle of rib (10)

  肋骨頭から少し離れたところにある，後方への突起。胸椎の横突起と肋横突関節をつくる。この結節を境として肋骨頸と肋骨体を区別する。第11・12肋骨では肋骨結節は不明瞭であり，肋骨頸，肋骨体も区別しにくい。

◆ **肋骨角** angle of rib (11)　ここで肋骨体は前方へ向きを変える。

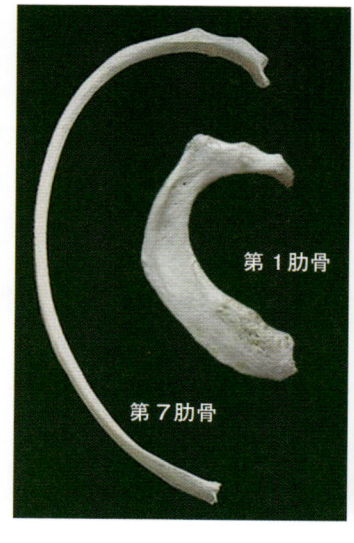

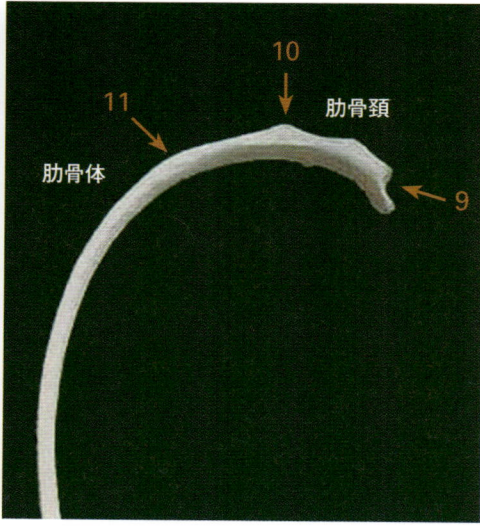

◆ 肋椎関節 costovertebral joints

肋骨頭関節と肋横突関節をあわせて肋椎関節という。肋椎関節の運動モデルを「バケツの取っ手」の動きで考えてみよう。胸郭全体の運動はどのようなものになるだろうか？

下位の肋骨ほど可動範囲は大きい。胸式呼吸で吸気運動をするとき，胸骨は前上方にスウィングするように動く。安静時に前下方に傾斜している肋骨は，吸気時には水平に近づく。したがって吸気時には胸郭の前後径は大きくなる。

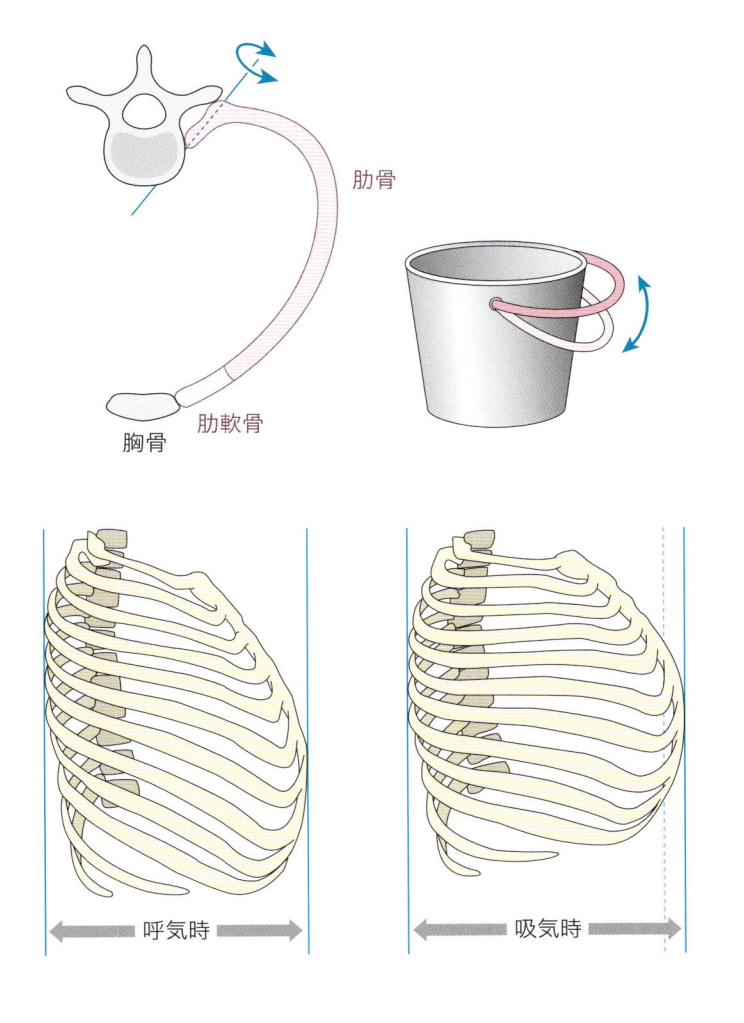

- **肋骨溝** costal groove (12)

    この溝を肋間神経，肋間動・静脈が走る。第11・12肋骨では肋骨溝は不明瞭である。

- **前斜角筋結節** scalene tubercle (13)

    第1肋骨の上面の内側寄りにある小さな突起。同名筋が停止する。

- **鎖骨下動脈溝** groove for subclavian artery (14)，**鎖骨下静脈溝** groove for subclavian vein (15)

    前斜角筋結節の前後にある2条の浅い溝。前は鎖骨下静脈，後ろは鎖骨下動脈が通る。

- **前鋸筋粗面** tuberosity for serratus anterior

    第2肋骨の上面の外側寄りにある，ざらざらした弱い高まり。その内側には肋骨溝に相当する浅い溝がある。

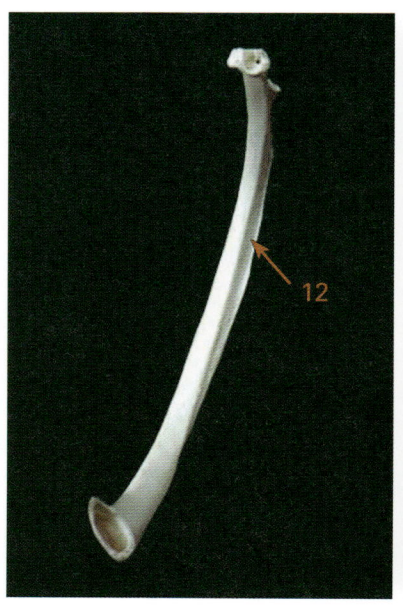

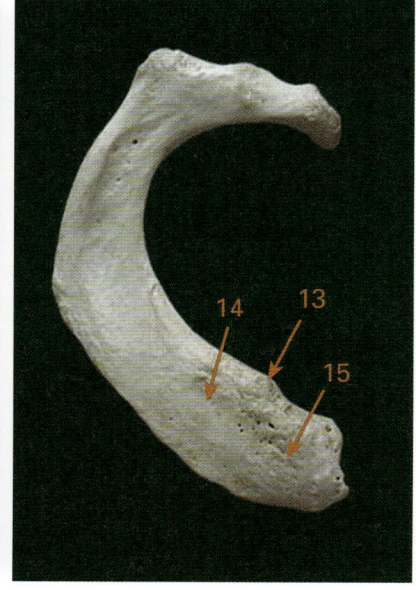

上肢帯
shoulder girdle

上肢帯は鎖骨と肩甲骨からなる。下肢帯と比べ，上肢帯は体幹と四肢（自由上肢）の結びつきがゆるやかで，したがって運動の自由度が大きい。霊長類では鎖骨がよく発達しているが，イヌでは鎖骨を欠く。両者の移動運動の違いから上肢帯の意義を考えてみよう。

鎖骨は，肩甲骨を介して自由上肢を体幹（胸骨）につなぎ留めている。この状態はいわゆる胸を張っている状態である。鎖骨は，胸を張り，自由上肢を体幹から離すことによって，その運動範囲を確保しているといえる。

肩甲骨は，胸郭の上を滑るように移動する。この動きによって肩関節の位置も移動するため，上肢の運動範囲はさらに広くなる。つまり，肩関節自体の可動域に上肢帯の可動域を加えたものが，上肢の運動範囲となる。

鎖骨 clavicle

鎖骨はゆるくS字状に弯曲し，積分記号（∫）に似た形をしている。胸骨端から肩峰端の全長に渡って，体表から触れることができる。外側1/4は上下に扁平で，内側3/4は三角柱である。

- ◆ **胸骨端** sternal end (1)

  胸骨の鎖骨切痕と連結して**胸鎖関節** sternoclavicular joint (2) をつくる。この関節は上肢と体幹を結ぶ唯一の関節であり，広い運動域をもつ。自分の上腕を動かして，鎖骨がどのように動くか確かめてみよう。

- ◆ **肩峰端** acromial end (3)

  肩甲骨の肩峰と連結して**肩鎖関節** acromioclavicular joint (4) をつくる。

- ◆ **円錐靱帯結節** conoid tubercle (5)

  肩峰端の後縁にある突起。同名の靱帯が付く。

- ◆ **肋鎖靱帯圧痕** impression for costoclavicular ligament (6)

  胸骨端の下面にある粗い陥凹。同名の靱帯が付く。円錐靱帯結節とともに鎖骨の上・下面を判定する目印となる。

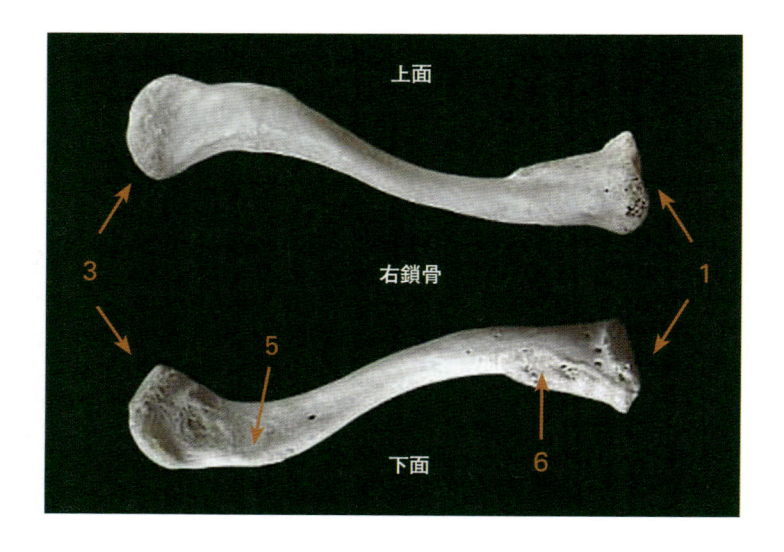

◆ 鎖骨の発生

骨の発生様式には軟骨性骨化と膜性骨化の2通りがあり，四肢や体幹の骨はほとんどが軟骨性骨化による（膜性骨化の代表は頭蓋冠）。ところが鎖骨は大部分が膜性骨化により生じ，両端部のみ軟骨性骨である。

骨化の時期も特徴的である。鎖骨は最も早く骨化しはじめ，そして最も遅く癒合が完成する。骨端線の癒合は成人（20歳過ぎ）までみられない。X線像で骨折線と間違えないように！

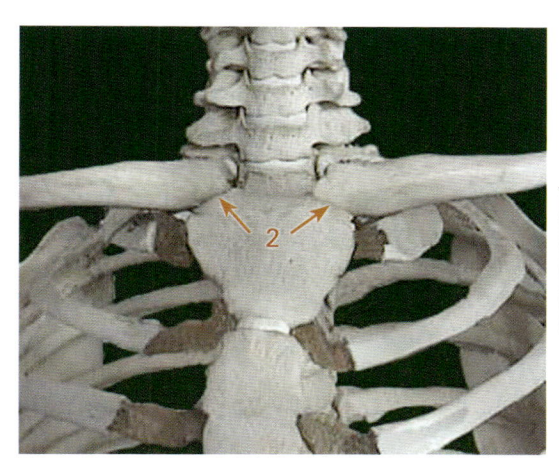

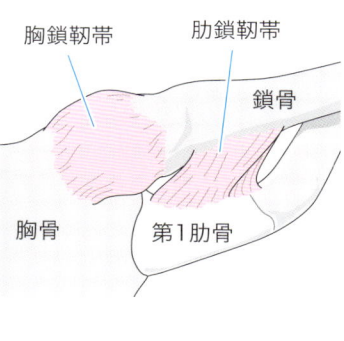

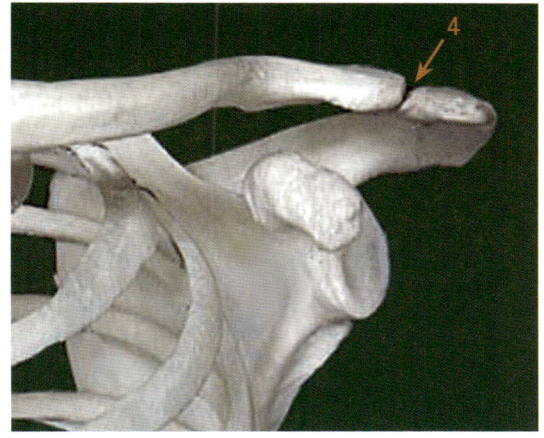

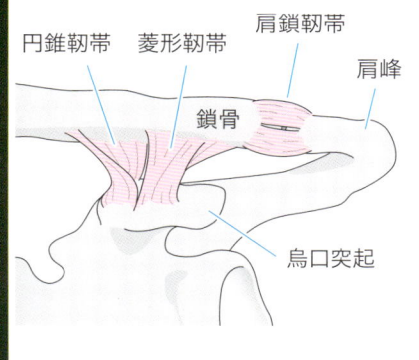

肩甲骨 scapula

肩甲骨はほぼ三角形の扁平な骨で、中央部は紙のように薄く、光を透過する。外側部は大きく膨らみ、楕円形の関節窩となる。

外側からみると、2つの突起（肩甲棘と烏口突起）がスクリューの羽根のように付いている。

◆ 前面すなわち肋骨に向かい合う面を**肋骨面** costal surface (7-1)、後面を**背側面** posterior surface (7-2) という。

◆ **内側縁** medial border (7-3)、**外側縁** lateral border (7-4)、**外側角** lateral angle (7-5)、**上角** superior angle (7-6)、**下角** inferior angle (7-7) を区別する。

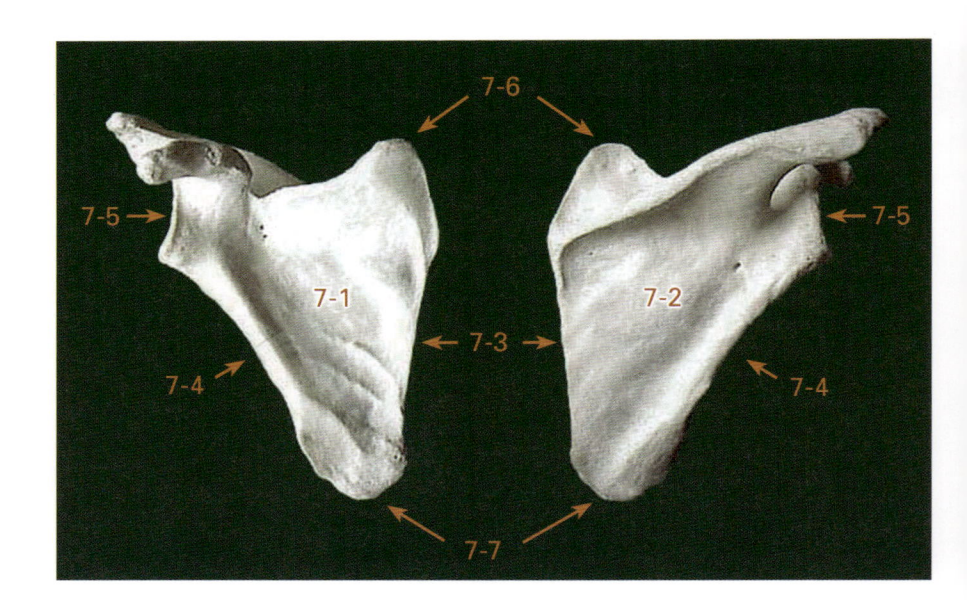

◆ **関節窩** glenoid cavity (8)

非常に浅く不安定であり（股関節と比べてみよう），靭帯，筋によって補強されている。ことに「ローテーター・カフ」と呼ばれる筋群は，静的な状態（おもりを手にぶら下げているような状態）では補強としては働かないが，運動時には著しい働きを示す。これらの筋はどこに付着するか調べよう。

	起 始	停 止
棘上筋	肩甲骨棘上窩	上腕骨大結節
棘下筋	肩甲骨棘下窩	上腕骨大結節
小円筋	肩甲骨外側縁	上腕骨大結節
肩甲下筋	肩甲骨肩甲下窩	上腕骨小結節

◆ **関節上結節** supraglenoid tubercle (9)　　上腕二頭筋の長頭が起始。
◆ **関節下結節** infraglenoid tubercle (10)　　上腕三頭筋の長頭が起始。

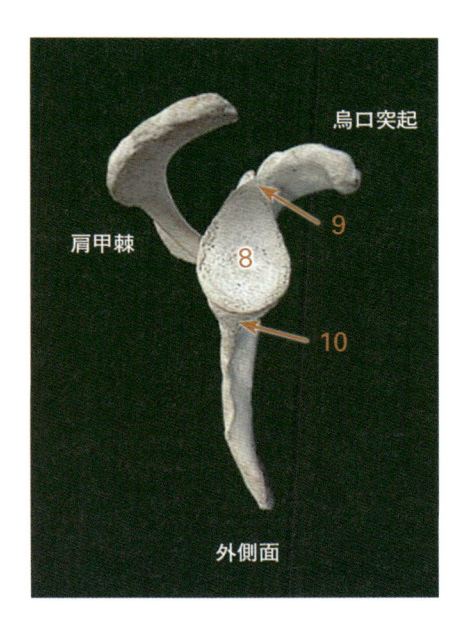

- **肩甲切痕** suprascapular notch (11)

    肩甲上動脈・静脈・神経が通る。この切痕を橋渡ししている靱帯（上肩甲横靱帯）が骨になっていて，切痕ではなく孔になっていることもある。

- **肩甲棘** spine of scapula (12)　三角筋，僧帽筋が付く。

- **棘上窩** supraspinous fossa (13)，**棘下窩** infraspinous fossa (14)

    肩甲棘の上方および下方の陥凹。それぞれ同名の筋（棘上筋，棘下筋）によって埋められている。

- **肩峰** acromion (15)

    肩甲棘の先端。自分の身体で触れてみよう。左右の肩峰を直線で結ぶと肩峰幅（肩幅）が計れる。

- **烏口突起** coracoid process (16)

    カラスのくちばしに似た突起。上腕二頭筋の短頭と烏口腕筋が起始する。体表で大鎖骨上窩（胸鎖乳突筋の後縁，肩甲舌骨筋の下縁，鎖骨でつくる三角形）の外側部を強く探ると，烏口突起を触れることができる。

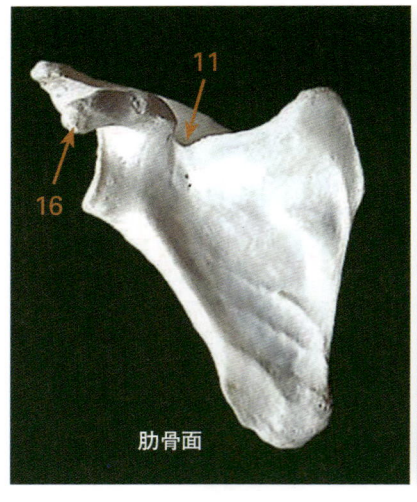

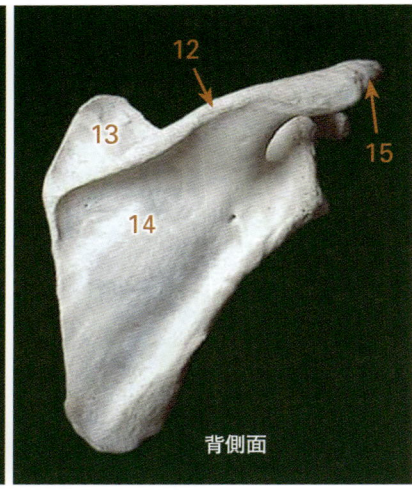

肋骨面　　　背側面

◆ **上肢の外転と肩甲骨の動き**

上肢を下垂させた状態では，肩甲骨の内側縁は脊柱と平行になっている。上縁は第2肋骨，下角は第7～8肋骨に達している。

上肢を水平の位置に外転させるのは三角筋の働きによる。この筋は上肢帯と上腕骨に付いているので，水平までの上肢の外転では上肢帯（肩甲骨）自体が動くことはない。この位置からさらに上方に外転させようとすると，上腕骨と肩峰がぶつかって肩関節で上腕骨を動かせない。

水平以上への上肢の外転を可能にさせているのは，肩甲骨の回転である。上肢帯に付いている僧帽筋の上部線維が肩甲骨を回転させて，上肢は垂直の位置にまで外転させることができる。

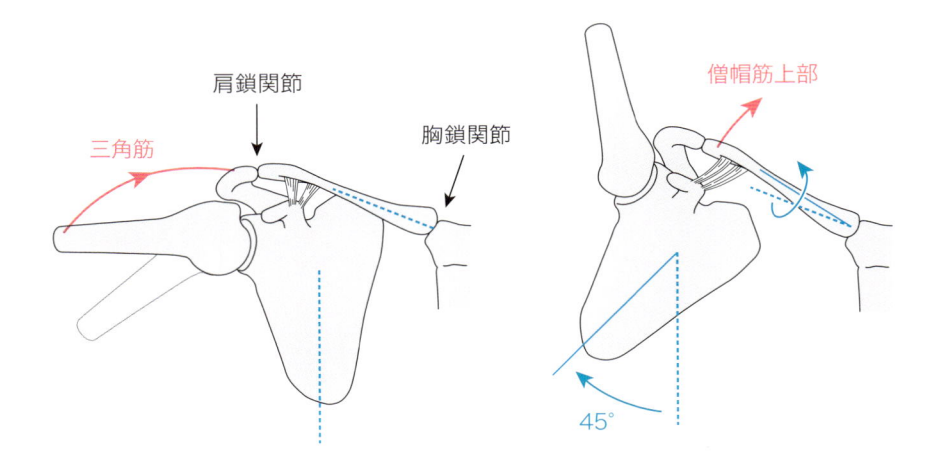

◆ **翼状肩甲骨** winged scapula

肩甲骨の内側縁が浮き上がって，あたかも天使の翼のようにみえる。前鋸筋の麻痺によるものが有名。前鋸筋は胸郭の外側（第1～9肋骨）と肩甲骨内側縁の間に張り，肩甲骨を胸郭にそって前方に滑らせる作用をもつ。

自由上肢
free part of upper limb

両生類, 爬虫類, 哺乳類において, 前肢と後肢の骨格は基本的に同じ構成であり, 表のような相同関係がある。

		前 肢	後 肢
柱脚		上腕骨	大腿骨
軛脚		橈骨	脛骨
		尺骨	腓骨
自脚	基脚	手根骨	足根骨
	中脚	中手骨	中足骨
	末脚	手の指骨	足の趾 (指) 骨

ヒトが進化の過程で直立二足歩行を獲得したとき, 前肢 (上肢) は体重を支え推進させるという役目から解放されたが, 下肢との相同性は骨格に残っている。それは骨格だけにとどまらず, 筋や脈管にもみられる。上肢と下肢を比較しつつ骨学実習をすすめるのも1つの方法であろう。

上腕骨 humerus

頭 head (1-1)，体 shaft (1-2)，顆 condyle (1-3) を区別する。

上端（近位端）

- ◆ 上腕骨頭 head of humerus (2)　半球状の関節面をもつ。体表から上腕骨頭を探すときは，肩峰と間違えやすいので注意する。
- ◆ 解剖頸 anatomical neck (3)　上腕骨頭の基部のくびれ。関節包が付く。
- ◆ 大結節 greater tubercle (4-1)　棘上筋，棘下筋，小円筋が停止。
  大結節稜 crest of greater tubercle (4-2)　大胸筋が停止。
- ◆ 小結節 lesser tubercle (5-1)　肩甲下筋が停止。
  小結節稜 crest of lesser tubercle (5-2)　大円筋，広背筋が停止。

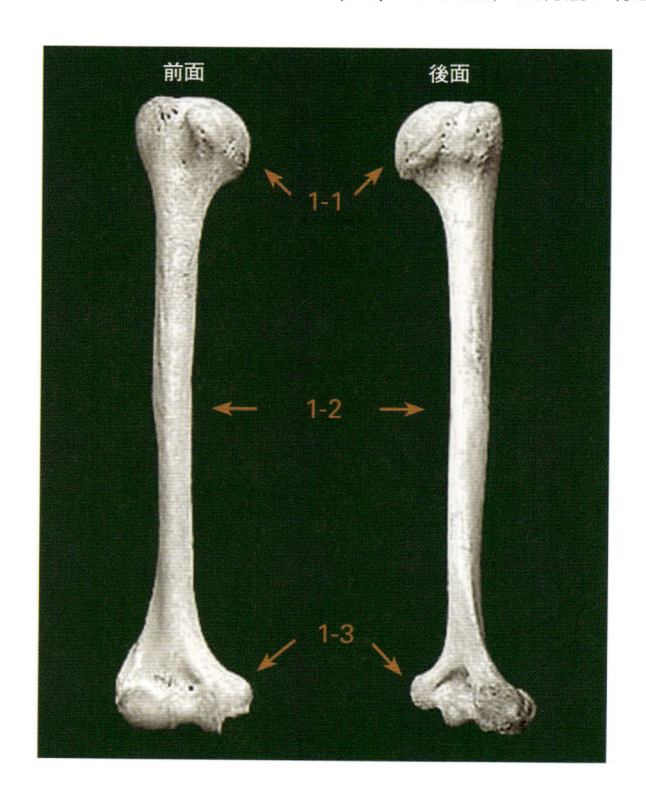

◆ **結節間溝** intertubercular sulcus (6)

　大結節と小結節の間の溝。上腕二頭筋の長頭の腱が通る。

◆ **肩関節** shoulder joint

　上腕骨頭と肩甲骨関節窩の面積比は3：1である。この不安定さを補うように、関節窩の周辺には線維軟骨の**関節唇**があり、関節窩を少しでも広げようとしている。

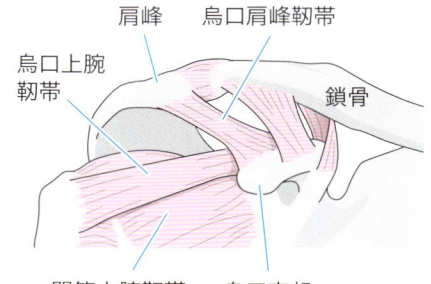

　関節包を補強する靱帯は肩関節の上面と前面にあるが、後面にはない。上面にある**烏口上腕靱帯**は、烏口突起の外側面と上腕骨結節間溝の間に張っている。前面の**関節上腕靱帯**は、関節唇の上前縁と上腕骨解剖頸の間に張っている。

肩関節の運動

- 矢状面での屈曲（前へならえ）180°、伸展 50°
- 前頭面での外転（横へならえ）60°、内転 30°
- 軸まわりでの外旋 80°、内旋 100〜110°
- 水平面で肩甲骨の動きを合わせて水平屈曲 140°、水平伸展 30〜40°
- 3つの面内での分回し運動

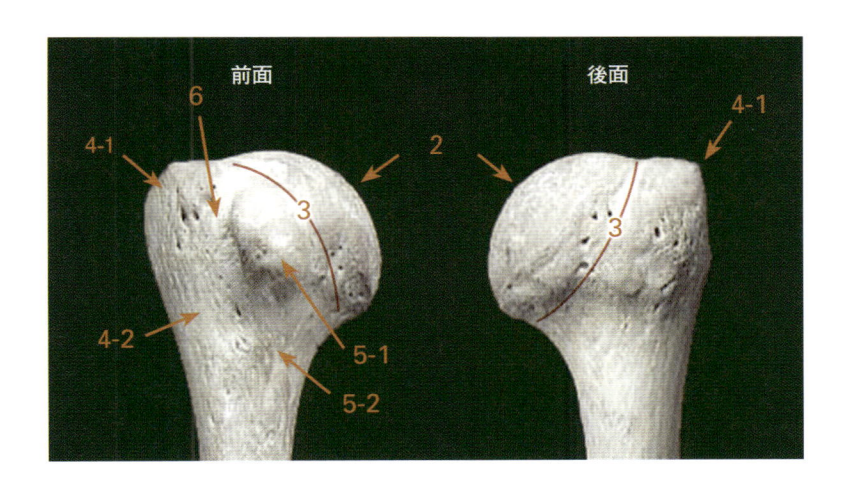

体部

- **外科頸** surgical neck (7)

    大・小結節の下部で上腕骨体への移行部。この部で骨折が起こりやすいことから「解剖頸」に対し「外科頸」と呼ぶ。

- **上腕骨体** shaft of humerus

    上腕骨体の上部は円柱状であるが，上腕骨顆に向かうにつれて扁平になっていく。三味線や琵琶のばちに似た形である。最も扁平になったところに穴（滑車上孔）があいていることがある。

- **三角筋粗面** deltoid tuberosity (8)

    上腕骨のほぼ中央の外側にある。三角筋の形状を反映してＶ字状をしている。

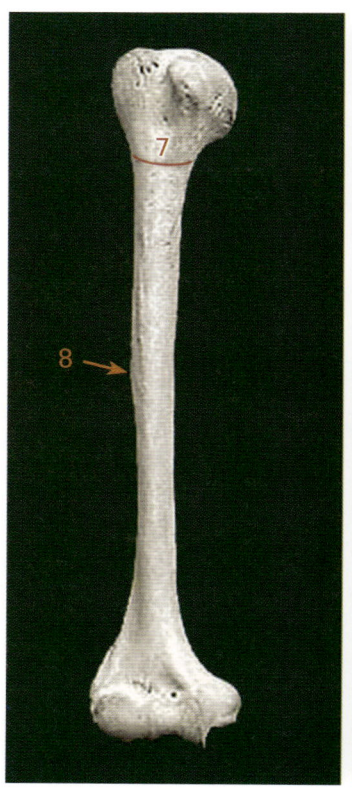

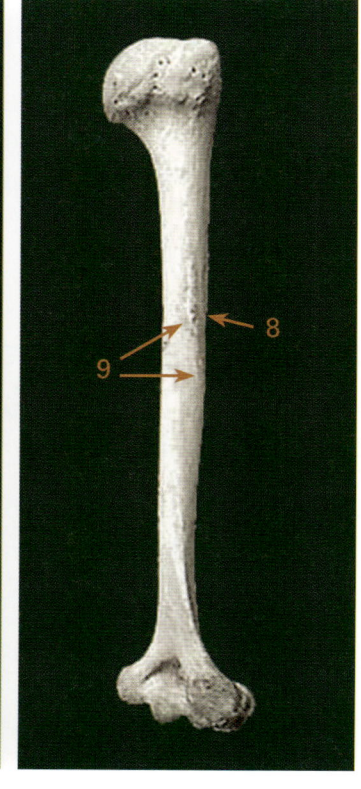

上腕骨

- **橈骨神経溝** groove for radial nerve (9)

    三角筋粗面のすぐ後下方にある浅い溝（橈骨神経が通る）。上腕骨体の後外側面の中央部を，下前方へと斜めにラセンを描いて走る。この溝はしばしば不明瞭であるが，上腕三頭筋の2つの頭の起始を分ける溝になっている。溝の（上）外側に外側頭が，（下）内側に内側頭が付着する。

下端（遠位端）

- **外側上顆** lateral epicondyle (10-1)

    浅層の前腕伸筋群が起始する（長・短橈側手根伸筋，指伸筋，小指伸筋，尺側手根伸筋，肘筋，回外筋）。

- **内側上顆** medial epicondyle (10-2)

    浅層の前腕屈筋群が起始する（円回内筋，橈側手根屈筋，長掌筋，浅指屈筋）。

    ヒューター線：上腕骨の内側上顆と外側上顆を結ぶ線。肘を伸ばしたとき，この線上に肘頭がある。肘頭がこの線上にないときは，肘の脱臼や骨折を疑う。

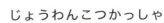

- **上腕骨滑車** trochlea of humerus (11)

    ミシンの糸巻のような形。尺骨と関節をつくる。

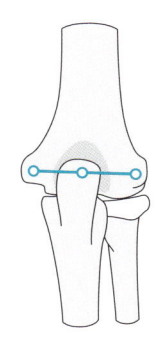

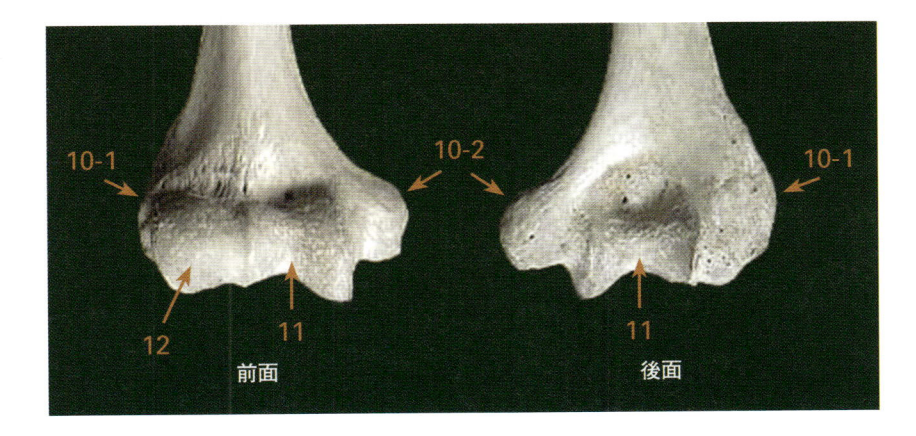

◆ 上腕骨小頭 capitulum of humerus (12)

半球状の形。橈骨と関節をつくる。

◆ 腕尺関節 humero-ulnar joint (13)

上腕骨滑車と尺骨の滑車切痕がこの関節を構成する。運動軸は内側上顆と外側上顆を結ぶ顆間軸である。この軸まわりで前腕の屈曲・伸展運動を行う。屈曲は140°，伸展は0°までである。女性や小児では，靭帯の緩みのために5〜10°の過伸展がみられる。

滑車の溝は垂直ではなく斜めになっている。そのため前腕は上腕に対して外側に傾く。この角度を「運搬角」といい，女性が男性よりも顕著である。

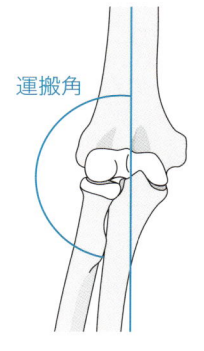

◆ 腕橈関節 humeroradial joint (14)

上腕骨小頭と橈骨頭の上面（関節窩）がこの関節を構成する。前腕の回内・回外，伸展・屈曲運動が可能な，小さな球関節といえる。前腕を完全に屈曲した状態では，橈骨頭上面は上腕骨小頭を外れて上腕骨の橈骨窩に収まる。

◆ 肘頭窩 olecranon fossa (15)

肘を伸ばしたとき，ここに尺骨の肘頭がはまり込む。これによって前腕の伸展が制限されている。

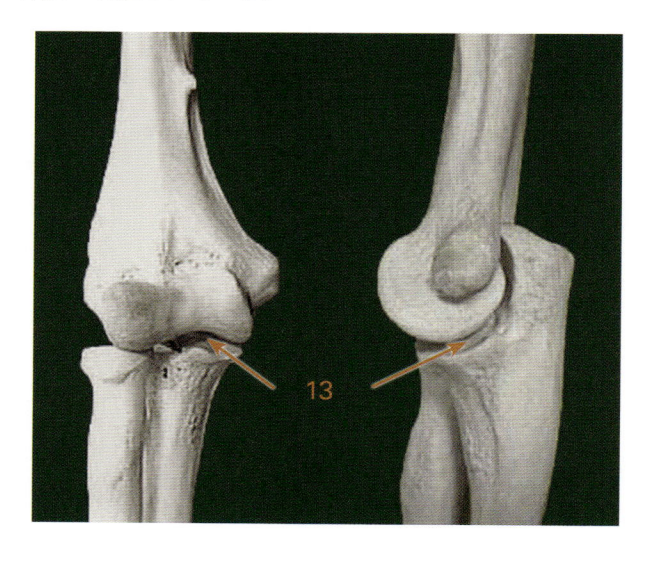

上腕骨 | 39

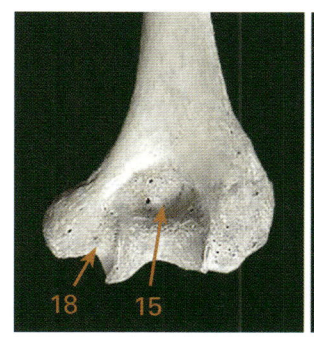

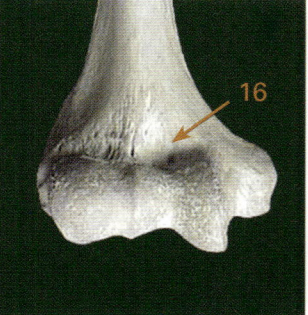

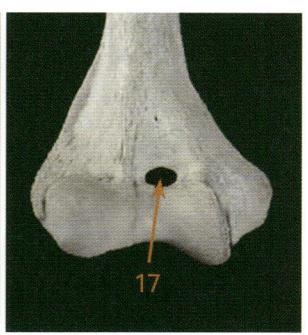

- **鉤突窩 coronoid fossa (16)**

    前腕は，上腕と前腕の前面の収縮した筋が触れ合うため145°を越えて自分で屈曲させることはできない。他動的に前腕を屈曲させたとき，ここに尺骨の鉤状突起がはまり込む。その場合の角度は160°くらいである。

- **滑車上孔 supratrochlear foramen (17)**

    日本人男性で10%，女性で20%にみられる。

- **尺骨神経溝 groove for ulnar nerve (18)**

    内側上顆の後面にある溝。尺骨神経が通る。生体で触れる際は，皮膚の直下に神経があるので，強く圧迫しないよう気をつけて！

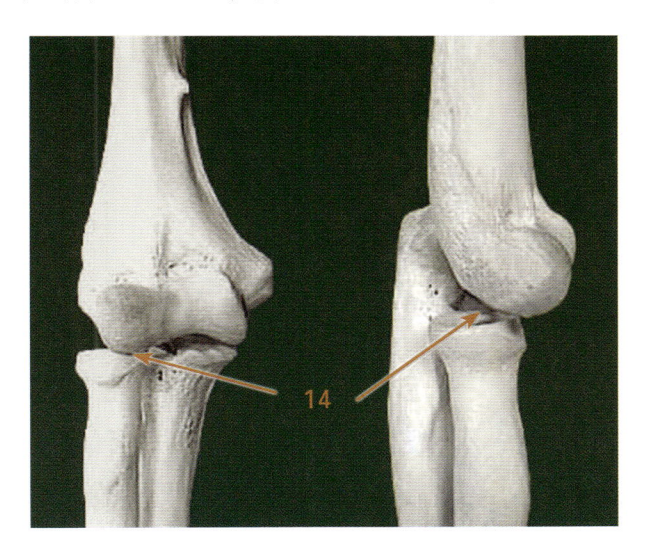

橈骨 radius

"radius" は車輪のスポーク,「橈」はしなった木,たわめた形をした舟の櫂を意味する。

上端と下端の大きさを比較する。尺骨とは反対に,橈骨では下端が上端よりもはるかに大きい。

左右を区別するには,まず,大きな下端を区別する。下端部で軽く凹んでいる面が前面である。さらに体部をみると,鋭い稜線(骨間縁)がある側が内側である。

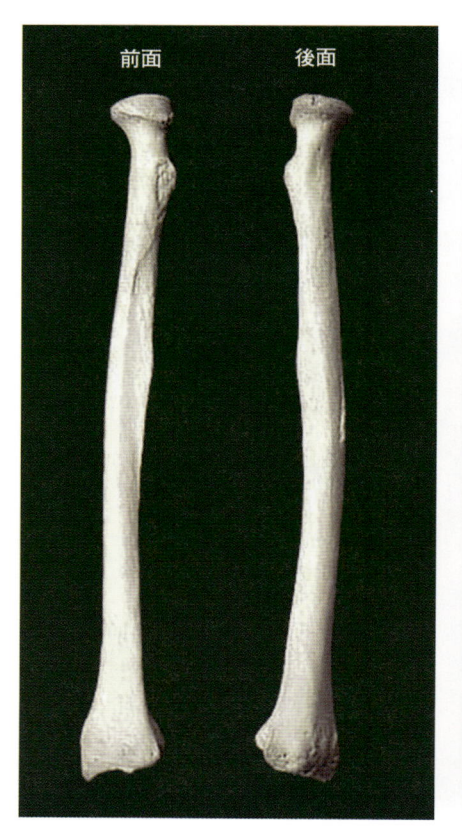

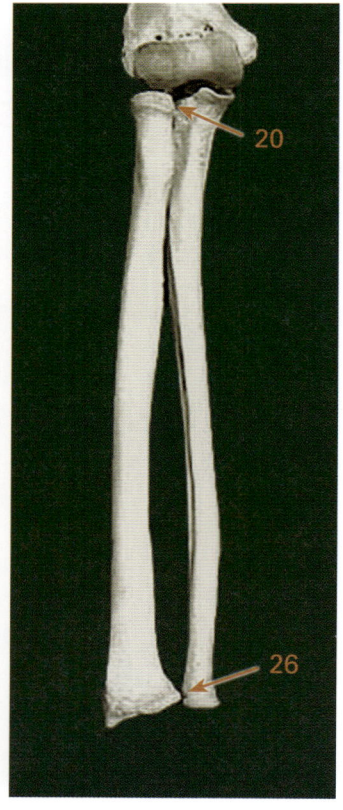

橈骨 | 41

上端（近位端）

- ◆ 橈骨頭 head of radius　バットのグリップエンドのような形。
- ◆ 関節窩 articular facet (19-1)

  橈骨頭の上面はややくぼんでおり，上腕骨小頭と関節をつくる。

- ◆ 関節環状面 articular circumference (19-2)

  橈骨頭の側面は全周が関節面となっており，尺骨と関節をつくる。

- ◆ 上橈尺関節 proximal radio-ulnar joint (20)

  橈骨の関節環状面と尺骨の橈骨切痕がつくる車軸関節。下橈尺関節とともに，前腕の回内・回外運動を行う。**橈骨輪状靭帯**の輪の中で，橈骨頭が回旋運動をする。

体部

- ◆ 橈骨粗面 radial tuberosity (21)　上腕二頭筋の腱が停止する。

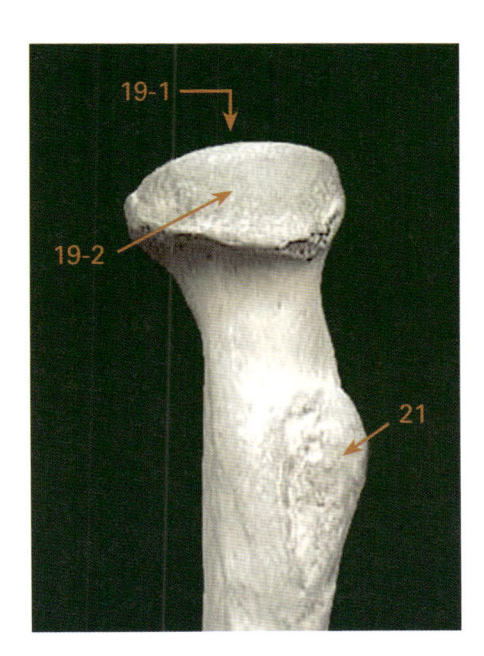

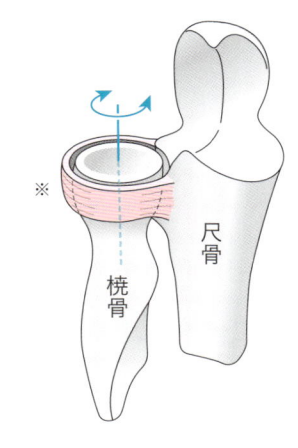

※ 橈骨輪状靭帯

下端(遠位端)

- ◆ **橈骨茎状突起** radial styloid process (22)

    橈骨遠位端の外側部の突起。自分の身体で触れてみよう。

- ◆ **手根関節面** carpal articular surface (23)

    橈骨の下面(遠位面)は手根骨に対する関節面となっている。

- ◆ **橈骨手根関節** radiocarpal joint ; wrist joint (24)

    橈骨の手根関節面と、手根骨の近位列(外側から順に舟状骨、月状骨、三角骨)が構成する。豆状骨はこの関節に関与していない。この関節がいわゆる**手関節** wrist joint である。

    この関節は、外転15°、内転45°、屈曲85°、伸展85°の可動範囲をもつ。分類上は楕円関節であるから、上に述べた4つの動きを順次たどると分回し運動が可能となる。

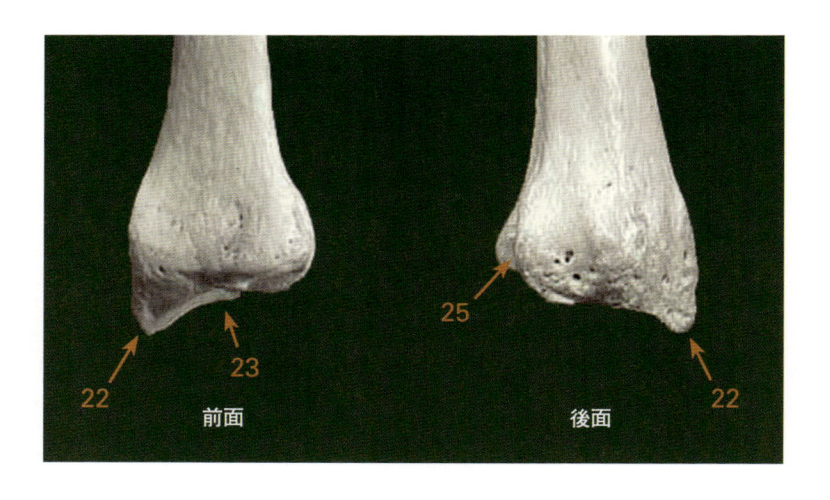

前面　後面

橈骨 | 43

◆ 尺骨切痕 ulnar notch (25)
しゃくこつせっこん

橈骨遠位端の内側部の切れ込み。尺骨頭（尺骨下端）を受けて下橈尺関節を構成する。尺骨切痕は橈骨に存在することに注意しよう（"ulnar" は形容詞であって，所有格ではない！）。

◆ 下橈尺関節 distal radio-ulnar joint (26)
かとうしゃくかんせつ

上橈尺関節とともに，前腕の回内・回外運動を行う。橈骨下端の尺骨切痕が尺骨頭の関節環状面に沿って円周運動をする。

回内・回外運動

手のひらを前に向けた状態を回外位，手のひらを後ろに向けた状態を回内位という。回外位では尺骨と橈骨は平行になり，回内位では両骨が交叉する。その際，尺骨は腕尺関節で固定され，橈骨が尺骨のまわりを回るように動く。回外運動は 90°，回内運動は 85°の範囲で行われる。

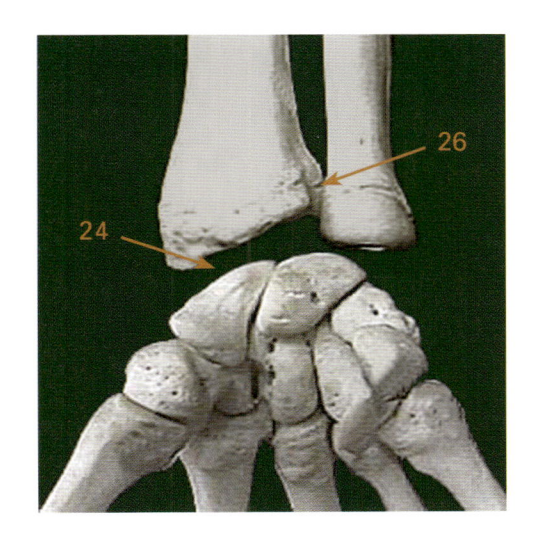

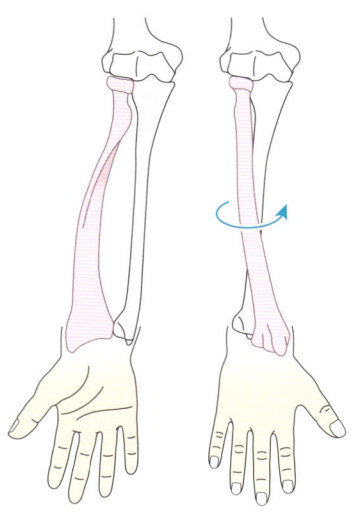

回外位　　回内位

尺骨 ulna

上端と下端の大きさを比較する。橈骨と対照的に、尺骨の上端は下端よりもはるかに大きい。

上端の大きな切れ込み（滑車切痕）を前面に向け、下端部の短い突起（茎状突起）を内側にくるようにすれば、左右の区別ができる。滑車切痕のわきにある、橈骨の関節環状面がはまる切れ込み（橈骨切痕）は、外側にくる。

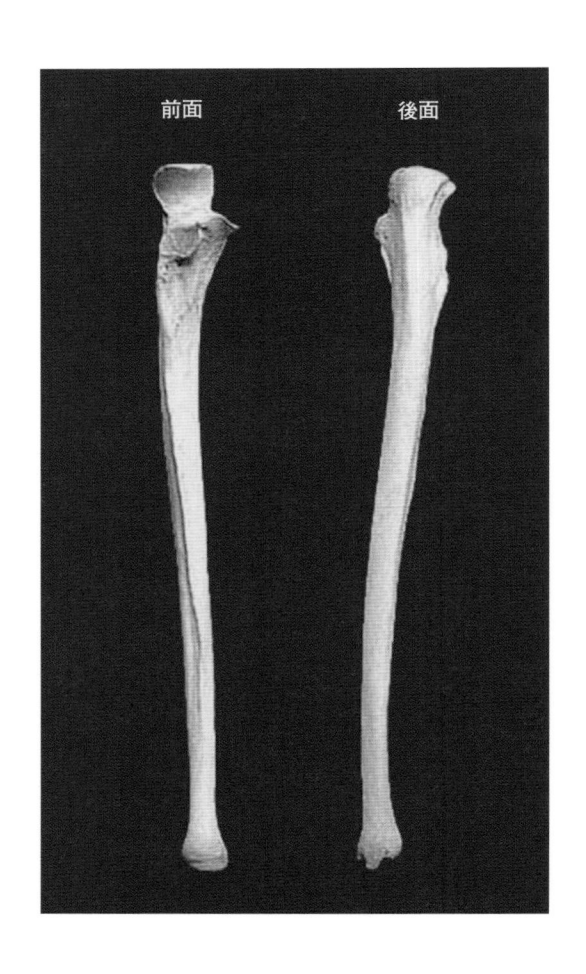

前面　　　後面

尺骨 | 45

上端（近位端）

- **滑車切痕** trochlear notch (27)

  上端の大きな切れ込み。上腕骨滑車がはまり，腕尺関節 (13) をつくる。

- **肘頭** olecranon (28)

  滑車切痕の後面のふくらみ。上腕三頭筋が停止。

- **橈骨切痕** radial notch (29)

  外側部にある小さな切れ込み。橈骨の関節環状面を受けて上橈尺関節 (20) をつくる。橈骨切痕は尺骨に存在することに注意しよう（"radial" は形容詞であって，所有格ではない！）。

- **鈎状突起** coronoid process (30)

  滑車切痕の前縁が突出し，三角形をなす。

- **尺骨粗面** ulnar tuberosity (31)　　上腕筋が停止。

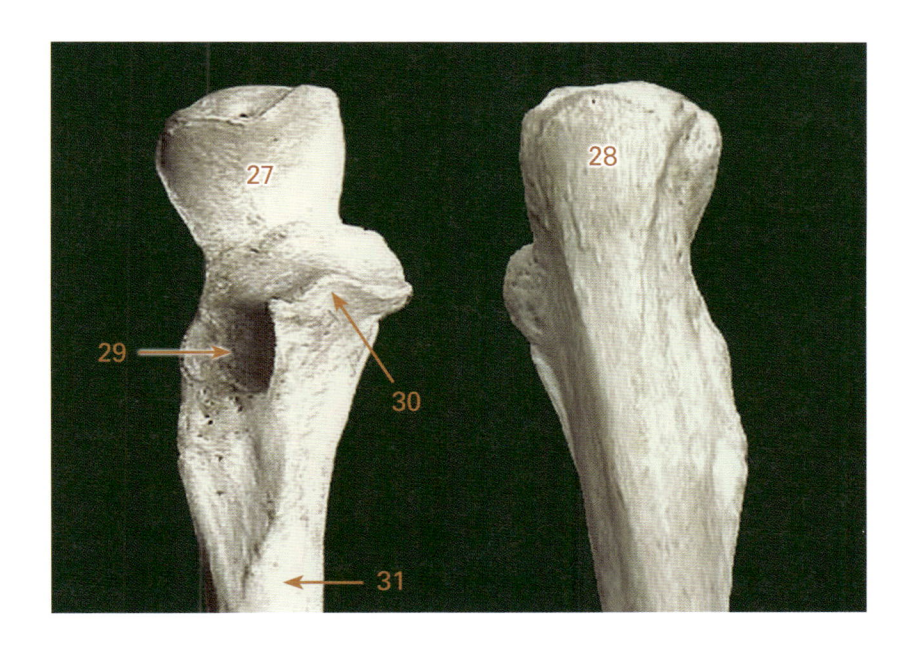

下端（遠位端）

- **尺骨頭** head of ulna (32)

  下端部を「尺骨頭」ということに注意しよう。

  尺骨頭の前外側は関節面となり，橈骨の尺骨切痕と下橈尺関節 (26) をつくる。

- **尺骨茎状突起** ulnar styloid process (33)

  尺骨遠位端の内側部の突起。自分の身体で触れてみよう。

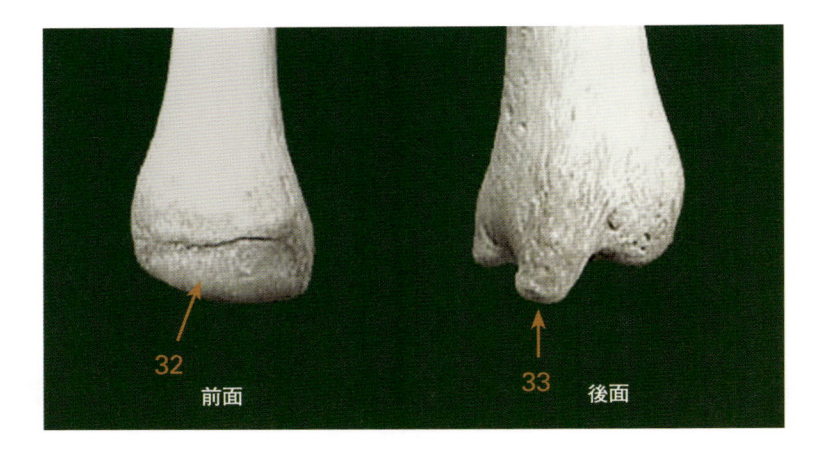

32　前面　　33　後面

手根骨 carpal bones

手根は，豆状骨（種子骨）をのぞいて，7つのビー玉が入った袋のようなものである。

- 舟状骨 scaphoid bone
- 月状骨 lunate bone
- 三角骨 triquetrum bone
- 豆状骨 pisiform bone
- 大菱形骨 trapezium bone
- 小菱形骨 trapezoid bone
- 有頭骨 capitate bone
- 有鈎骨 hamate bone

第5中手骨	第4中手骨	第3中手骨	第2中手骨	第1中手骨	
有鈎骨	有頭骨	小菱形骨	大菱形骨		**遠位列**
豆状骨	三角骨	月状骨	舟状骨		**近位列**
尺骨		橈骨			

- 手根溝 carpal groove

手根の掌側は，豆状骨と**有鈎骨鈎**(34)，大菱形骨が隆起し，中央部がくぼんでいる。ここを手根溝といい，指屈筋の腱が通る。

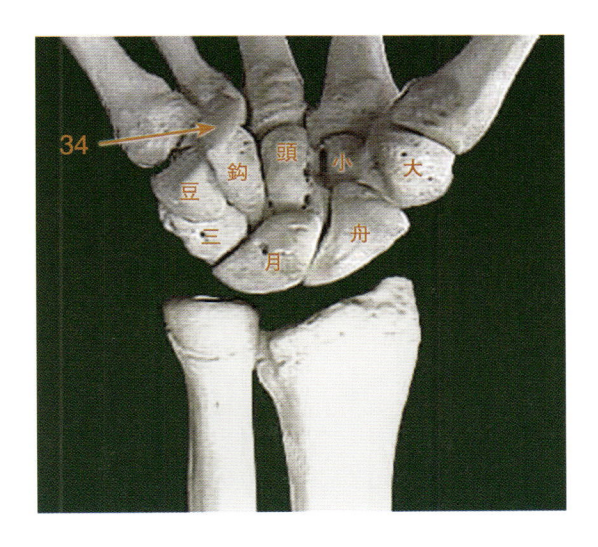

手根の運動は，手根中央関節と手根間関節で起こる。

- **手根中央関節** midcarpal joint (35)

    近位列と遠位列の手根骨群のあいだの関節。

- **手根間関節** intercarpal joints (36)

    近位列では舟状骨⇔月状骨，月状骨⇔三角骨の間の関節，遠位列では大菱形骨⇔小菱形骨，小菱形骨⇔有頭骨，有頭骨⇔有鈎骨の間の関節の総称である。これらの関節はほとんど動かないが，内転，外転時には複雑な動きをする。

中手骨 metacarpals

- **第1〜第5中手骨** metacarpal bones I-V (37)

    近位端を**底** base，骨幹部を**体** shaft，遠位端を**頭** head と呼ぶ。

- **手根中手関節** carpometacarpal joints (38)
- **中手間関節** intermetacarpal joints (39)

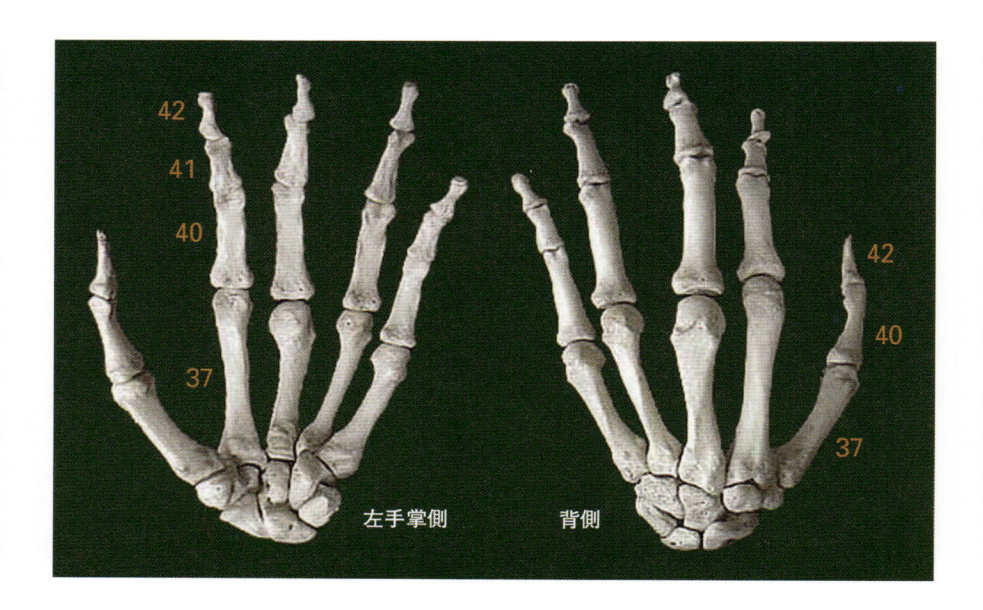

左手掌側　背側

指骨 phalanges

- **基節骨** proximal phalanx (40)
- **中節骨** middle phalanx (41)　母指は中節骨を欠く。
- **末節骨** distal phalanx (42)

  これらの指骨（指節骨）も中手骨と同様に，底，体，頭を区分する。

- **中手指節関節** metacarpophalangeal joints ; MP 関節 (43)
- **指節間関節** interphalangeal joints (44)

  近位指節間関節 proximal interphalangeal joint ; PIP 関節
  遠位指節間関節 distal interphalangeal joint ; DIP 関節

- **種子骨** sesamoid bones　（Open sesame！ 開けゴマ！）

  腱に付属する小さな骨を種子骨という。腱が骨の直上を通る部位にあり，摩擦を防ぐ働きがある。母指の中手指節関節に多くみられる。豆状骨も尺側手根屈筋腱に付属する種子骨である。

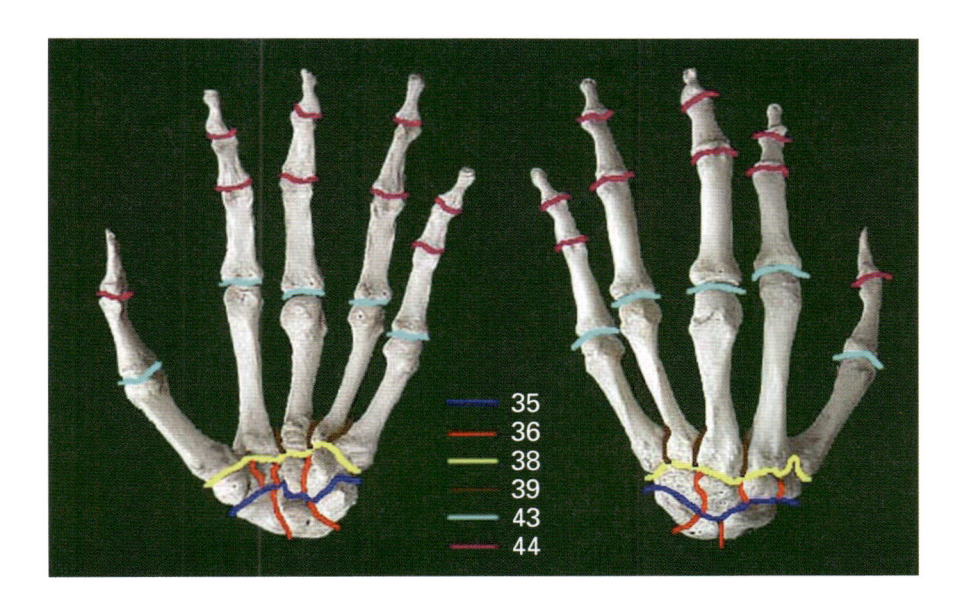

```
35
36
38
39
43
44
```

手根骨と足根骨の相同については，発生学の点からみて次のように考えられている。

手根骨	足根骨
舟状骨	舟状骨
月状骨	距骨の一部
三角骨	踵骨の一部
豆状骨	―
大菱形骨	内側楔状骨
小菱形骨	中間楔状骨
有頭骨	外側楔状骨
有鈎骨	立方骨

Cihak, R. (1972)

下肢帯と骨盤
pelvic girdle and pelvis

下肢帯は左右の寛骨からなる。上肢帯と異なり，寛骨は体幹と強く結びついており，それ自体は運動性に乏しい。左右の寛骨は，前方では恥骨結合により互いに結合し，後方では仙腸関節により仙骨に固く連結され，全体として骨盤を構成している。

　下肢帯＝寛骨

　骨盤＝寛骨＋仙骨＋尾骨（＋第5腰椎）

四足歩行から二足歩行への進化を念頭におくと，ヒトの下肢の特徴がよく理解できる。直立二足歩行を行うために，骨盤は体重を受け止め，自由下肢に伝達する役目を担うこととなった。一方，体重の支持から解放された上肢は精緻な運動性を獲得し，脳にフィードバックして，「文化」の発達を促した。

また，女性の骨盤は，体幹と自由下肢をつなぐ下肢帯の役目のほかに，胎児の容れ物としての役目を担っている。このような観点から実習をすすめてみるのもよいだろう。

寛骨 hip bone

寛骨は，腸骨，坐骨，恥骨からなる。これらの骨は寛骨臼部でＹ字状に接し，成人ではひとつに癒合している。小児期までは３骨のあいだにＹ字軟骨が介在する。

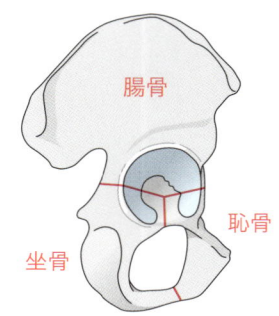

- **寛骨臼** acetabulum (1)　半球状にくぼんだ関節窩。
  月状面 lunate surface (2)　三日月形の関節面。軟骨に覆われる。
  寛骨臼窩 acetabular fossa (3)　寛骨臼の中心部。
  寛骨臼切痕 acetabular notch (4)　寛骨臼の前下方で関節面が途切れた部分。寛骨臼横靱帯が架橋し，大腿骨頭靱帯が起こる。

　　寛骨臼で次の３部分が接する。
- **腸骨体** body of ilium (5)　寛骨臼の上部を占める厚い部分。
- **坐骨体** body of ischium (6)　寛骨臼の後下部を占める。
- **恥骨上枝** superior pubic ramus (7)　寛骨臼の前下部を占める。

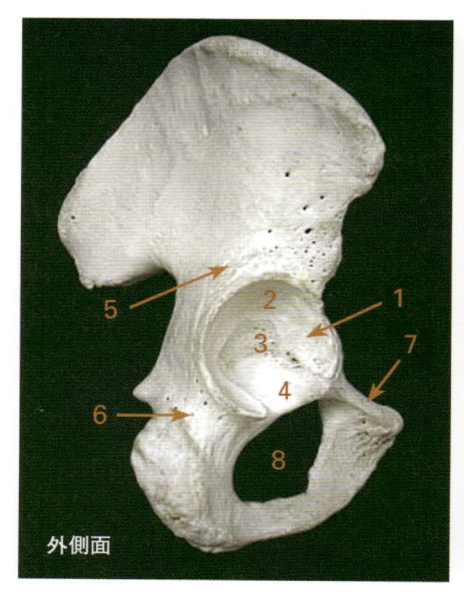

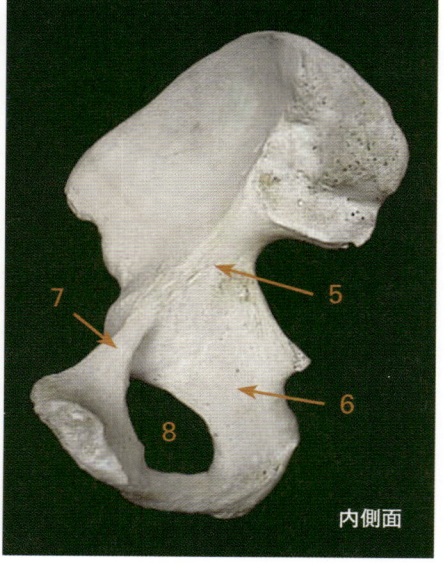

◆ 閉鎖孔 obturator foramen (8)

坐骨と恥骨で囲まれた大きな孔。生体では閉鎖膜という靱帯性の膜でふさがれている。閉鎖膜の内外は内閉鎖筋と外閉鎖筋が付着している。閉鎖膜の前上部には**閉鎖管**というパイプ状のすき間があり、閉鎖動・静脈と閉鎖神経が通る。

◆ 股関節 hip joint (9)

肩関節と相同の球関節であるが、関節窩（寛骨臼）が大腿骨頭を半分以上包み込んでいるため、可動域は制限される一方で安定性が高い。このような球関節を特に臼状関節という。

関節包の周囲は**腸骨大腿靱帯**（逆Y字状に走るためY字靱帯またはV字靱帯ともいう），**恥骨大腿靱帯**などの靱帯で補強される。これらの靱帯は直立位ではラセン状にねじれ，伸展運動を制限する（屈曲125°，伸展15°）。

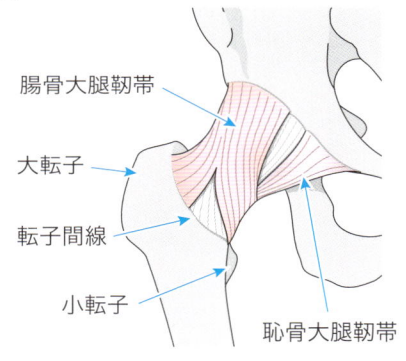

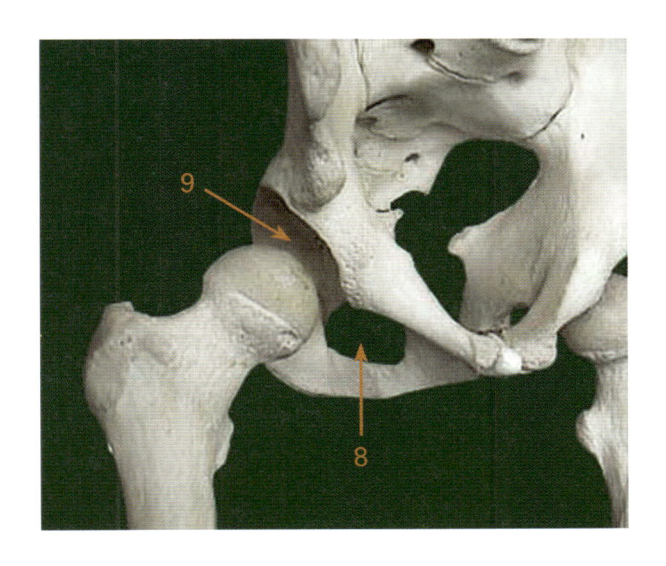

腸骨 ilium

- ◆ **腸骨翼** ala of ilium (10)　腸骨の上部で扇状に広がる部分。

  殿筋面 gluteal surface (11)　腸骨翼の外側面。大殿筋，中殿筋，小殿筋が起こる。

  腸骨窩 iliac fossa (12)　腸骨翼の内側面。腸骨筋が起こる。

- ◆ **弓状線** arcuate line (13)　腸骨窩の下縁。稜線となって恥骨上枝に続く。

- ◆ **耳状面** auricular surface (14)　仙骨と接する。

- ◆ **仙腸関節** sacro-iliac joint (15)

  仙骨の耳状面と寛骨の耳状面の表面は関節軟骨を持ち，両者の間には関節腔が存在する。したがって狭義の関節（滑膜性の連結）ではあるが，仙腸関節の関節包は前仙腸靱帯，骨間仙腸靱帯，後仙腸靱帯によって強固に補強されているのでほとんど動かすことはできない。

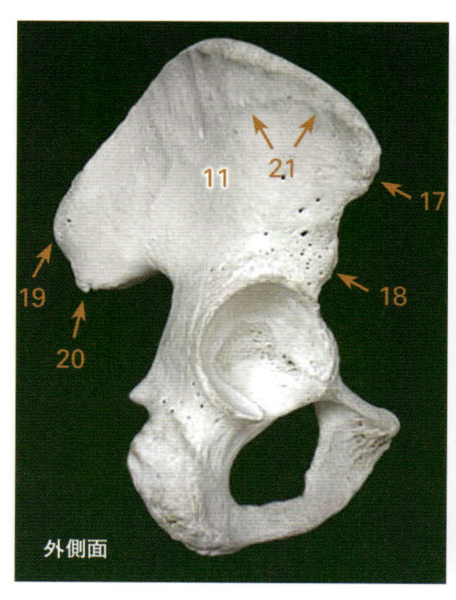

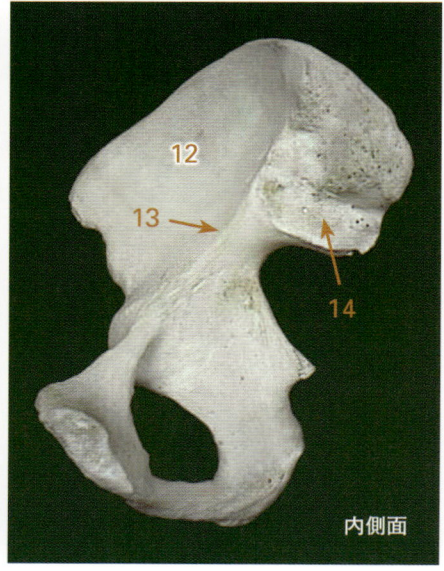

外側面　　　　　内側面

腸骨 | 55

- ◆ **腸骨稜** iliac crest (16)　腸骨翼の上縁。その全長を体表から追跡し、以下の突起を探してみよう。

  上前腸骨棘 anterior superior iliac spine (17)　縫工筋，大腿筋膜張筋，鼡径靱帯が付く。

  下前腸骨棘 anterior inferior iliac spine (18)　大腿直筋が起こる。

  上後腸骨棘 posterior superior iliac spine (19)　キューピー人形の腰のえくぼ（ヴィーナスのえくぼ）。

  下後腸骨棘 posterior inferior iliac spine (20)　体表から触れにくい。

- ◆ **前殿筋線** anterior gluteal line (21)　小殿筋と中殿筋の起始部の境界。

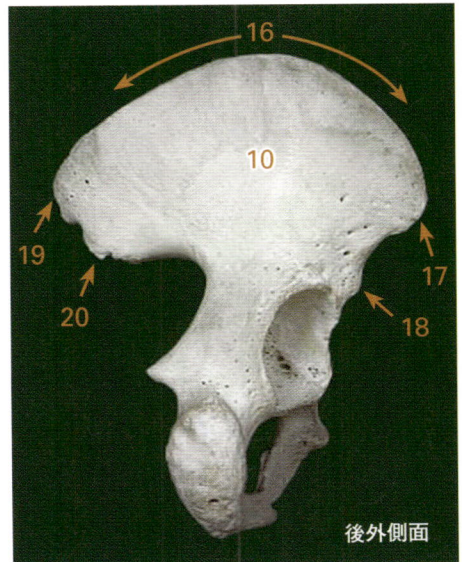

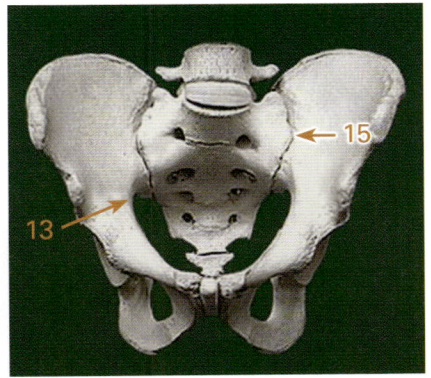

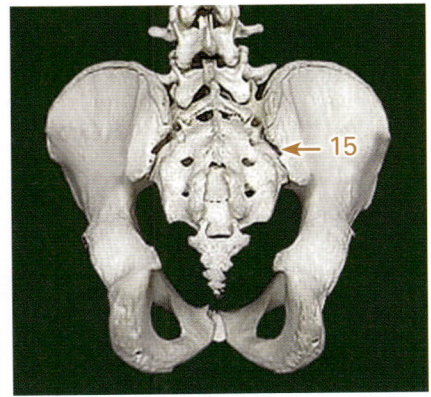

後外側面

坐骨 ischium

- **坐骨結節** ischial tuberosity (22)

    後方の大きな突起（椅子に座ったとき座面に当たる）。大腿の屈筋群（ハムストリングス），仙結節靱帯が付く。

- **坐骨棘** ischial spine (23)　仙棘靱帯が付く。

- **大坐骨切痕** greater sciatic notch (24)　坐骨棘の上方の切れ込み。

  大坐骨孔 greater sciatic foramen

    大坐骨切痕，仙棘靱帯，仙結節靱帯で囲まれる。ここを梨状筋が通り，大坐骨孔はさらに梨状筋上孔と梨状筋下孔に分かれる。

    梨状筋上孔を上殿動・静脈と神経が通る。
    梨状筋下孔を坐骨神経，下殿動・静脈と神経，内陰部動・静脈，陰部神経，後大腿皮神経が通る。

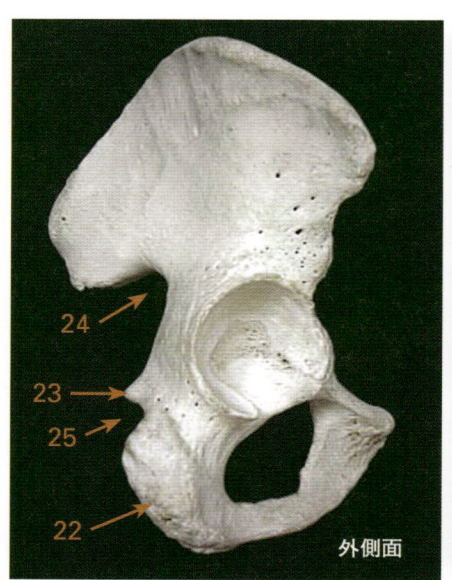

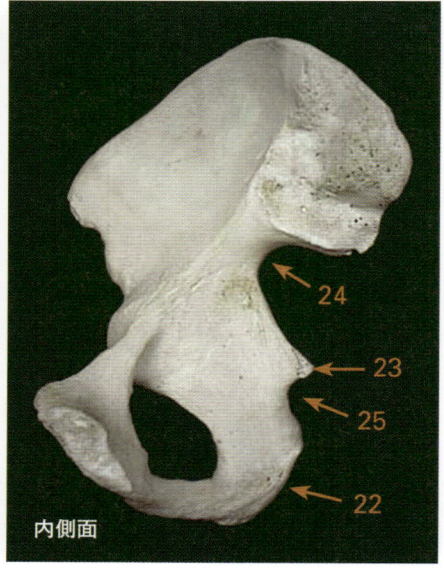

外側面　　内側面

坐骨 | 57

◆ **小坐骨切痕** lesser sciatic notch (25)　坐骨棘の下方の切れ込み。
　小坐骨孔 lesser sciatic foramen

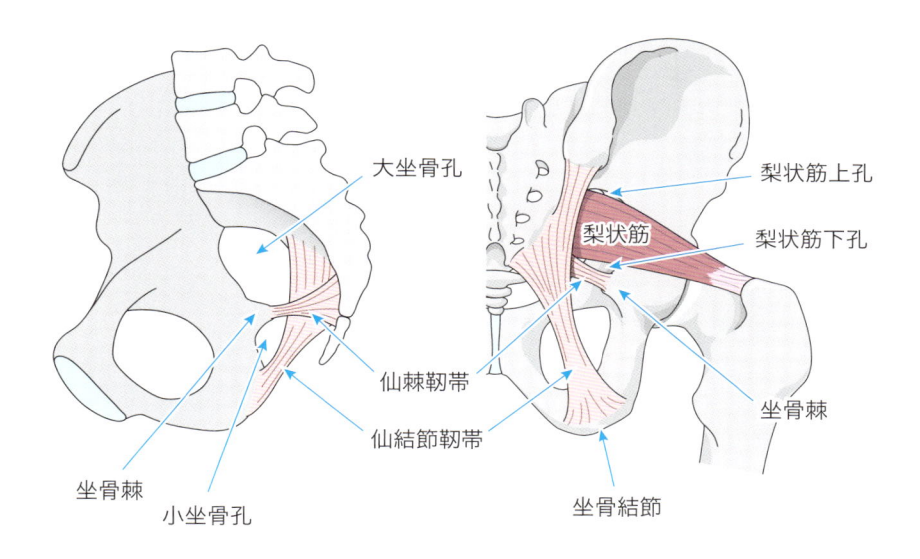

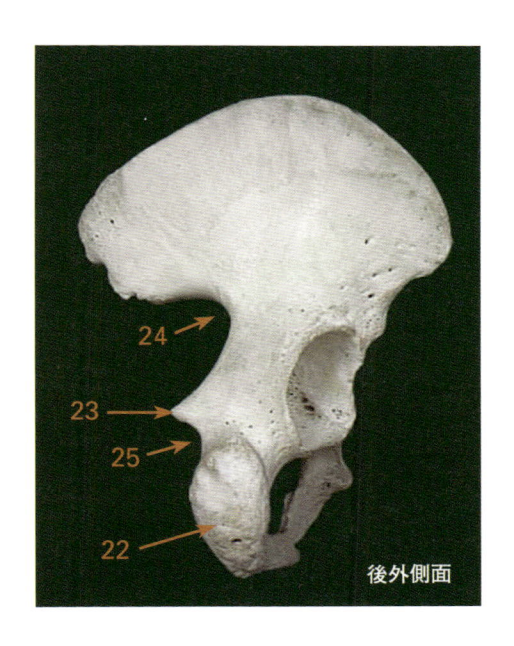

図中ラベル：大坐骨孔、梨状筋上孔、梨状筋、梨状筋下孔、仙棘靭帯、仙結節靭帯、坐骨棘、坐骨結節、坐骨棘、小坐骨孔

後外側面

恥骨 pubis

- ◆ **恥骨結合** pubic symphysis (26)

    左右の寛骨が軟骨を介して結合する。自分の身体で触れてみよう。

- ◆ **恥骨結合面** symphysial surface (27)

- ◆ **恥骨結節** pubic tubercle (28)

    恥骨結合のすぐ外側にある高まり。鼠径靭帯が付く。

- ◆ **恥骨上枝** superior pubic ramus (29)

    閉鎖孔の上方を囲む部分。

- ◆ **恥骨櫛** pectineal line (30)

    弓状線 (13) に続く稜線。恥骨筋が起こる。

- ◆ **恥骨下枝** inferior pubic ramus (31)

    閉鎖孔の下方を囲む部分。

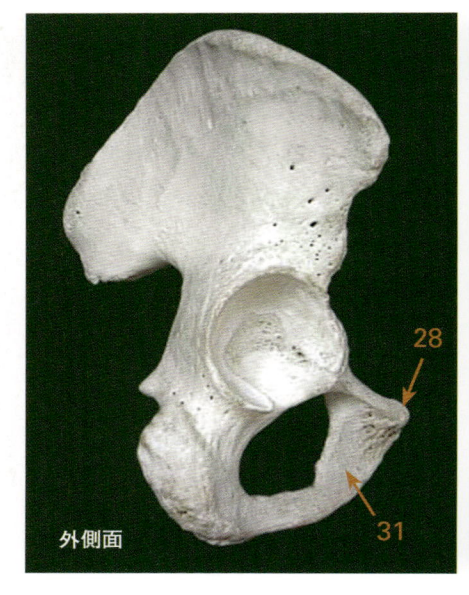

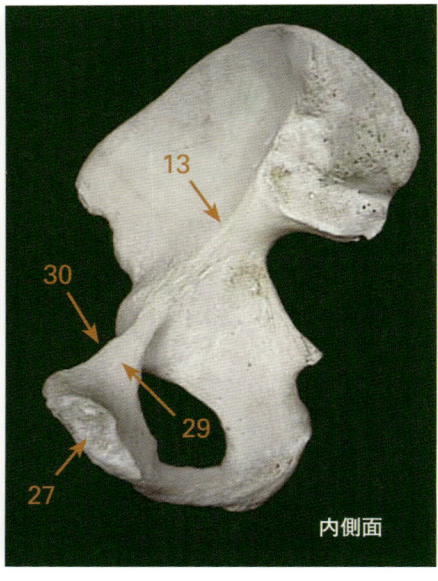

外側面　　　　　　　　　　　　内側面

骨盤 pelvis

- **分界線** linea terminalis は，**岬角**（仙骨底の前方への突出部；32），**弓状線** (13)，**恥骨櫛** (30) で構成される。左右の分界線を合わせると骨盤上口となる。

- **骨盤上口** pelvic inlet　上方の大骨盤と下方の小骨盤を分ける平面。

  大骨盤 greater pelvis
  腹腔の下部に属する。小腸，結腸などの腹部内臓を容れる。

  小骨盤 lesser pelvis
  膀胱，直腸，子宮などの骨盤内臓を収める。**骨盤腔** pelvic cavity といった場合，通常は小骨盤をさしている。

- **恥骨弓** pubic arch (33)　恥骨下枝と坐骨の下縁。

- **恥骨下角** subpubic angle (34)
  左右の恥骨弓がなす角（女 90°，男 60°）。

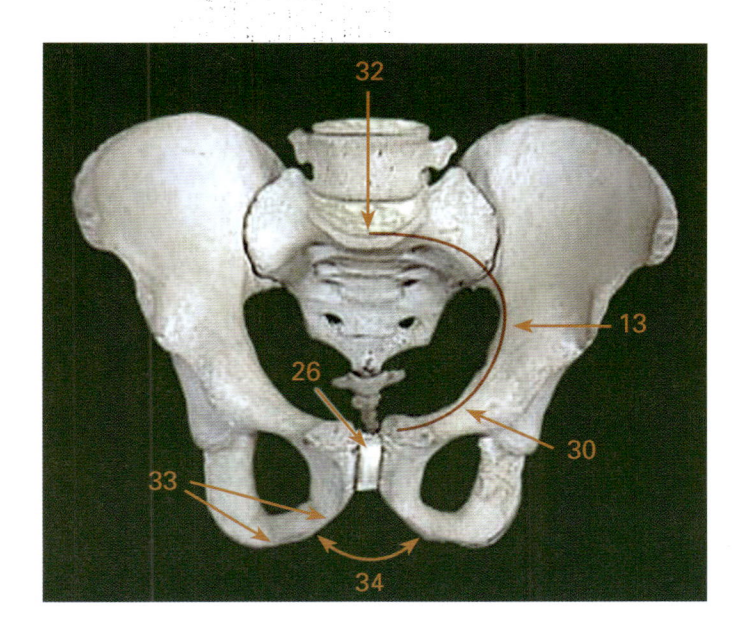

◆ 骨盤計測

　解剖学的結合線：岬角と恥骨結合上縁の距離。
　真結合線：岬角と恥骨結合後面の距離。骨盤腔で前後径が最も狭い場所であり，産科学で特に重要であることから産科的結合線ともいう。

◆ 骨盤の性差

　次のような特徴に注目して観察しよう。

	男性	女性
骨盤腔	漏斗状	円筒形
骨盤上口	ハート形	円形（横長楕円形）
閉鎖孔	楕円形	三角形
大坐骨切痕	狭く深い	広く浅い
恥骨下角	約60°	約90°
仙骨	縦長	横長

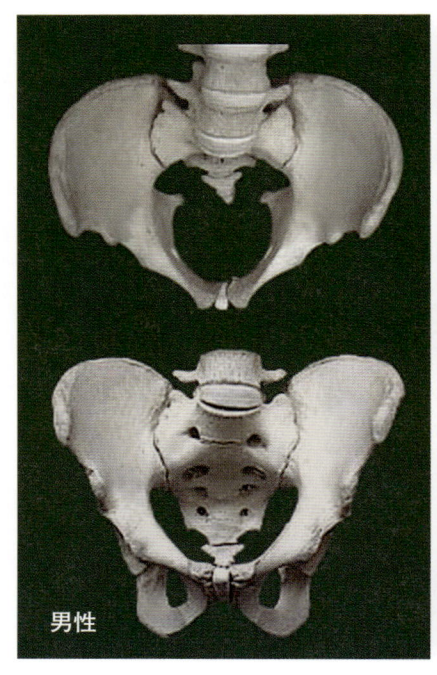

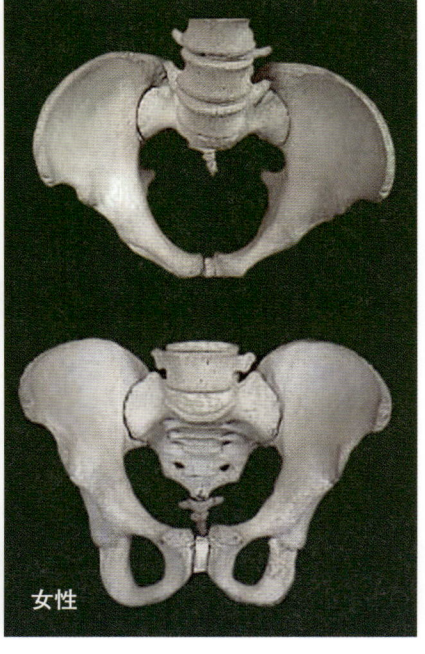

男性

女性

◆ ヤコビー線 (35)

左右の腸骨稜の最高点を結ぶ線。第4腰椎の棘突起の高さに相当する。X線による日本人の調査では下表の部位を通る。

	男性 %	女性 %
第4腰椎の椎体	28.9	11.3
第4, 5腰椎の椎間円板	40.9	30.5
第5腰椎の椎体	30.3	58.2

成人では脊髄の下端は第2腰椎の高さにある。これを傷つけないように腰椎穿刺を第3と第4腰椎の間で行うときに、この線が指標になる。

◆ ローゼル・ネラトン線 (36)

坐骨結節と上前腸骨棘を結ぶ線。股関節で大腿を130〜135°屈曲させた状態ではこの線上に大腿骨大転子の尖端が位置する。

立位の姿勢では、上前腸骨棘と恥骨結節が垂直面上にある。座った姿勢では骨盤の傾きはどうか？

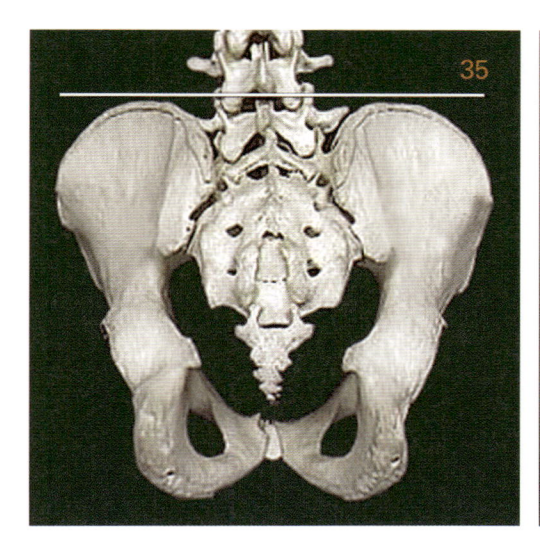

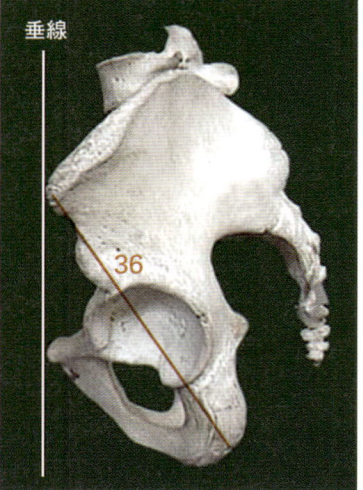

自由下肢
free part of lower limb

上肢骨と下肢骨の相同については自由上肢で学んだ〔33ページ〕。一般に上肢はきゃしゃなつくりで，下肢は頑丈なつくりといえる。両者の長さの相対比は，ヒトと他の霊長類で対照的である（ヒトは相対的に下肢が長い）。

このような下肢の形態は直立二足歩行と深く係わっている。直立二足歩行の機能と関連して，足の母趾対向性は失われたが，足弓という形態を獲得したとみることができる。

大腿骨 femur, thigh bone

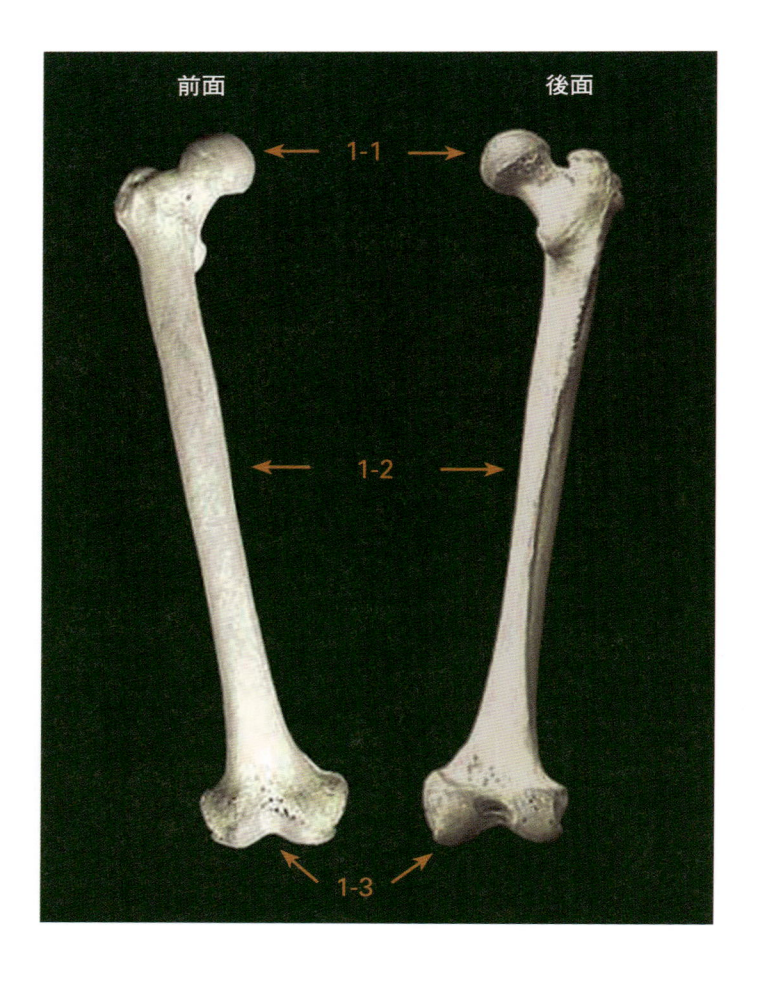

頭 head (1-1)，体 shaft (1-2)，顆 condyle (1-3) を区別する。

前面　　後面

1-1

1-2

1-3

大腿骨頭

- **大腿骨頭** head of femur (2)　球状で広い関節面をもつ。
- **大腿骨頭窩** fovea for ligament of head (3)
  大腿骨頭靱帯が付く。この靱帯の内部に内側大腿回旋動脈の寛骨臼枝が走る。
- **股関節** hip joint (4)　深い関節窩（寛骨臼）をもつ臼状関節。

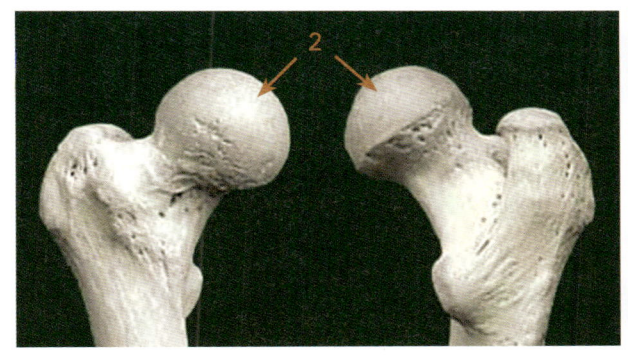

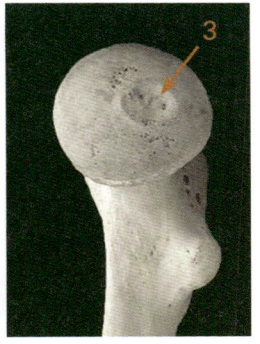

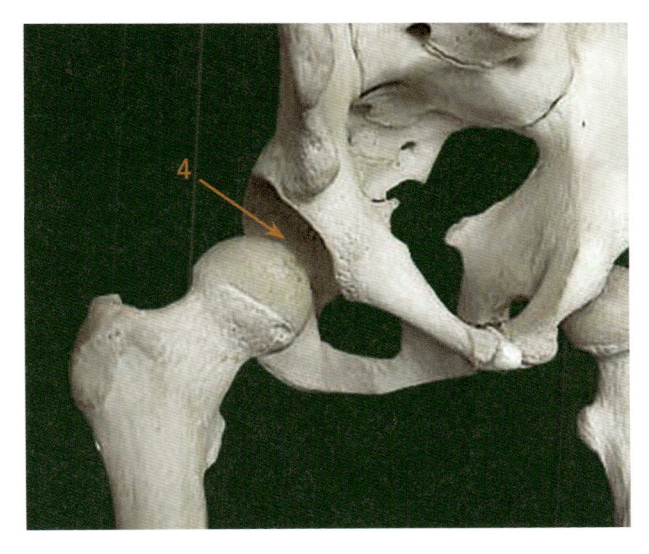

大腿骨頚

- **大腿骨頚** neck of femur (5)

  大腿骨の頚と体のなす角は新生児では大きく，成長するにつれて小さくなる。成人では120〜130°で，男性よりも女性のほうが小さい。

  大腿骨頭を上から見ると，骨頭は前方に向いている。この角度（前捻角）は成人で10〜30°，小児で35°である。

  頚体角 125°
  前捻角 15°

- **大転子** greater trochanter (6)

  停止するもの；中殿筋，小殿筋，梨状筋，大腿方形筋
  起始するもの；外側広筋

- **小転子** lesser trochanter (7)　腸腰筋（腸骨筋と大腰筋）が停止。

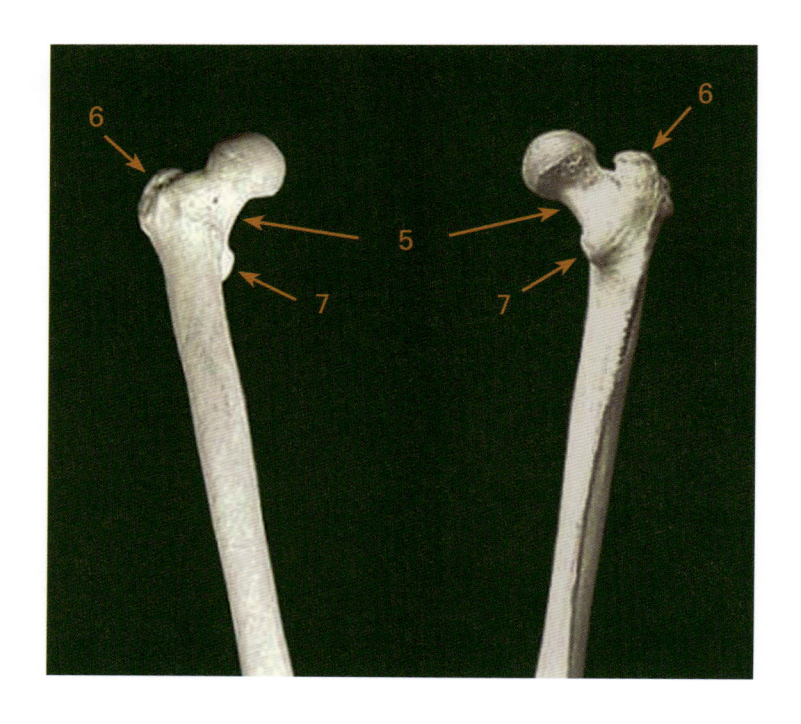

大腿骨 | 67

- **転子窩** trochanteric fossa (8)　内・外閉鎖筋，上・下双子筋が停止。
- **転子間稜** intertrochanteric crest (9)
  大転子と小転子を結ぶ稜線。大腿方形筋が停止する。

大腿骨体

- **殿筋粗面** gluteal tuberosity (10)　大殿筋が停止。
- **粗線** linea aspera (11)
  外側唇 lateral lip　起始するもの；外側広筋
  内側唇 medial lip　起始するもの；内側広筋，大腿二頭筋短頭。停止するもの；長内転筋，短内転筋，大内転筋

  外側唇は殿筋粗面に続く。内側唇は恥骨筋線から離れて内前方に伸び，**転子間線** intertrochanteric line に続く。
- **恥骨筋線** pectineal line (12)　恥骨筋が停止。

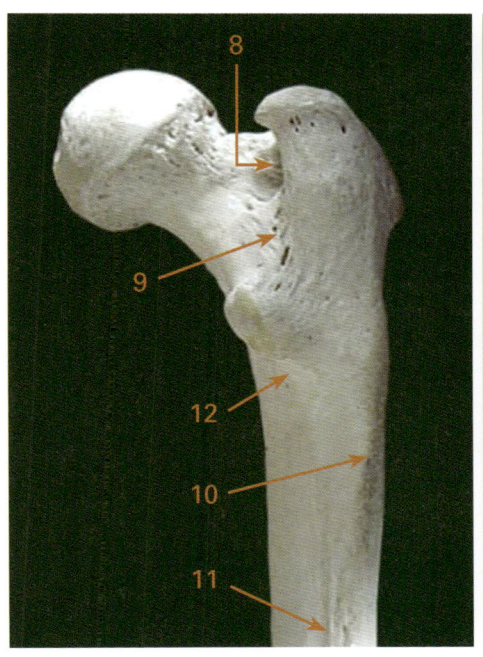

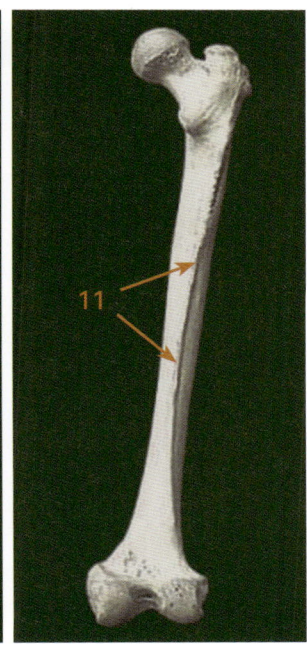

大腿骨顆

大腿骨下端の内外に膨らんだ部分を**大腿骨顆** condylus femoris という。

- **内側顆** medial condyle (13), **外側顆** lateral condyle (14)
- **内側上顆** medial epicondyle (15), **外側上顆** lateral epicondyle (16)
- **膝蓋面** patellar surface (17)　外側が内側に比べて大きい。

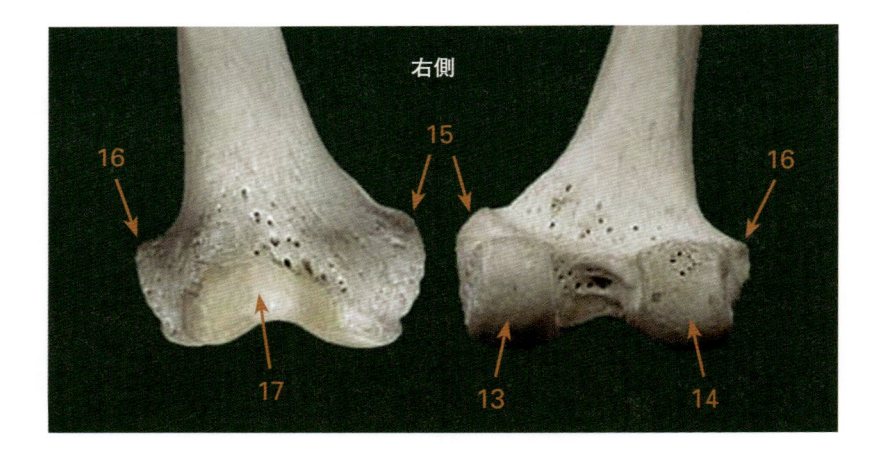

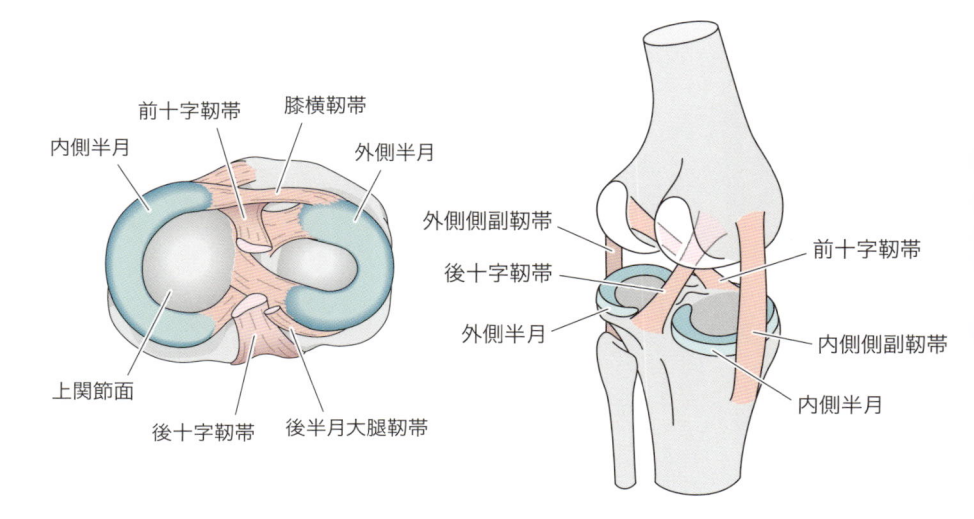

右側

前十字靱帯　膝横靱帯
内側半月　　　　　外側半月

上関節面

後十字靱帯　　後半月大腿靱帯

外側側副靱帯
後十字靱帯
外側半月

前十字靱帯
内側側副靱帯
内側半月

◆ **膝関節** knee joint (18)

大腿骨顆は丸みを帯びた凸面であり，脛骨の上面はほぼ平坦である。両骨のすき間を関節半月という線維軟骨が埋め，さらに多くの靱帯によって補強される。

関節内靱帯

膝十字靱帯（前・後十字靱帯）
前・後半月大腿靱帯：後半月大腿靱帯は Wrisberg の靱帯ともいう。
　　　　　　　　　前半月大腿靱帯は弱く，欠如することもある。
膝横靱帯：左右の関節半月の前面を結ぶ。発達度に個体差が大きい。

関節外靱帯

内・外側側副靱帯
斜膝窩靱帯
弓状膝窩靱帯（欠如することあり）
膝蓋靱帯
内・外側膝蓋支帯

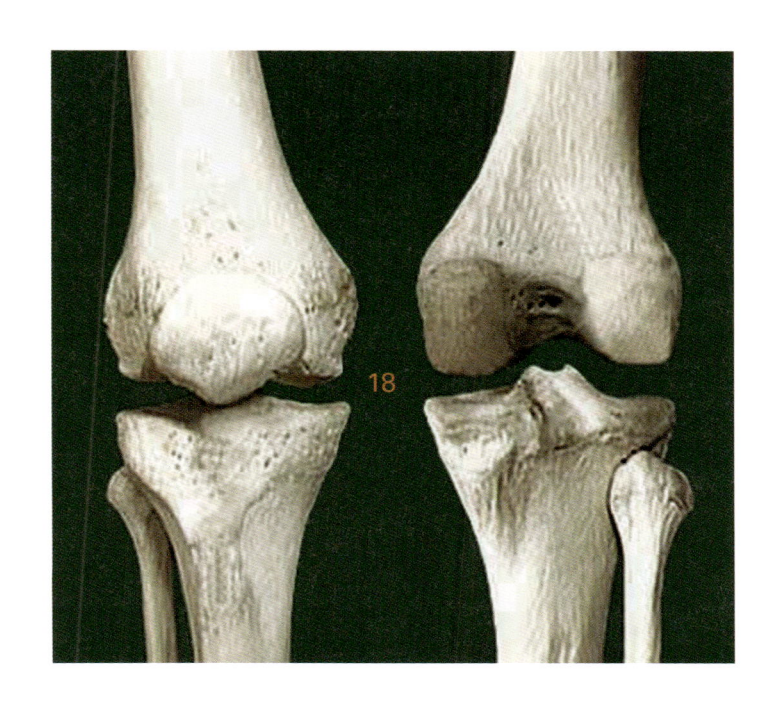

膝蓋骨 patella
しつがいこつ

最大の種子骨である。以下の特徴を参考にして，左右を区別しよう。
しゅし

- 栗の実のかたちをしており，尖端は下方を向いている。
- 前面は凸面で，縦に走る小稜がある。
- 後面（関節面）は中央部を縦に走る隆起によって，小さな内側部と大きな外側部に分かれる。これは大腿骨の膝蓋面に対応している。

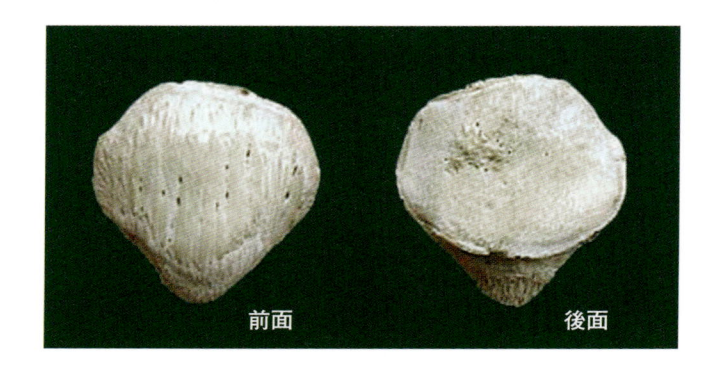

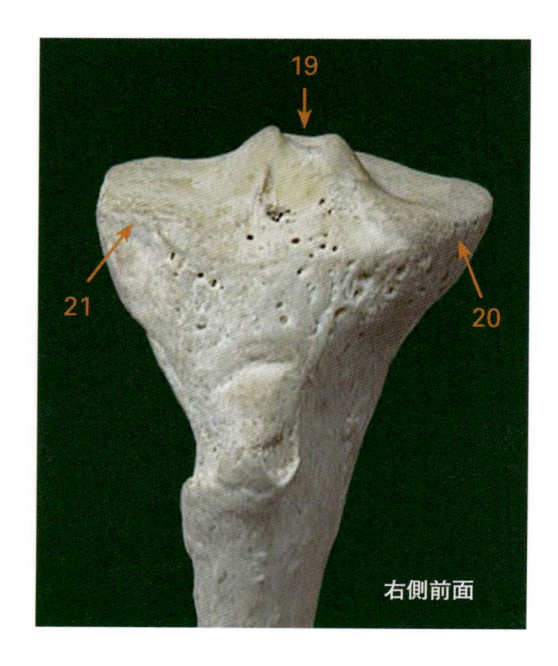

前面　　　後面

右側前面

脛骨 tibia

上端

- **顆間隆起** intercondylar eminence (**19**)

  隆起の前後に膝十字靱帯（前・後十字靱帯）が付く。

- **内側顆** medial condyle (**20**)，**外側顆** lateral condyle (**21**)

  外側顆の上関節面は，内側顆の上関節面に比べて，前後径が腓骨頭の厚さほど短い。それぞれに対応する，外側半月は短く「O」字形で，内側半月は長く「C」字形をしている。

  大腿骨の外側顆は内側顆に比べて前後径が短い。膝の十分な屈曲・伸展では，大腿骨の内側顆は外側顆よりもたくさん動くことになる。

- **腓骨関節面** fibular articular facet (**22**)

  腓骨頭と接する面。左右判定の目印となる。

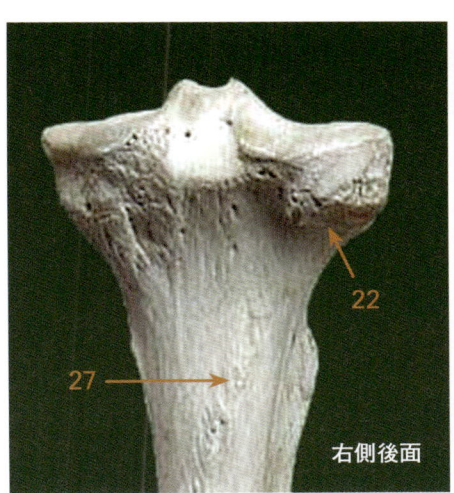

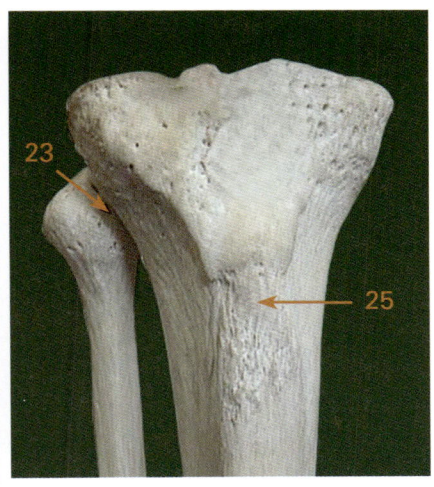

- **脛腓関節** tibiofibular joint (**23**)

  小さな卵円形の平面関節であるが，ほとんど動きはない。

脛骨体

脛骨体 shaft of tibia は三角柱の形をしている。

- ◆ 前縁 anterior border (24)　弁慶の泣き所！
- ◆ 脛骨粗面 tibial tuberosity (25)　膝蓋靱帯が付く。
- ◆ 骨間縁 interosseous border (26)　骨間膜が付く。
- ◆ ヒラメ筋線 soleal line (27)　ヒラメ筋 soleus が付く。魚の「舌びらめ」を英語で sole といい，ラテン語の solea（サンダル）に由来する。

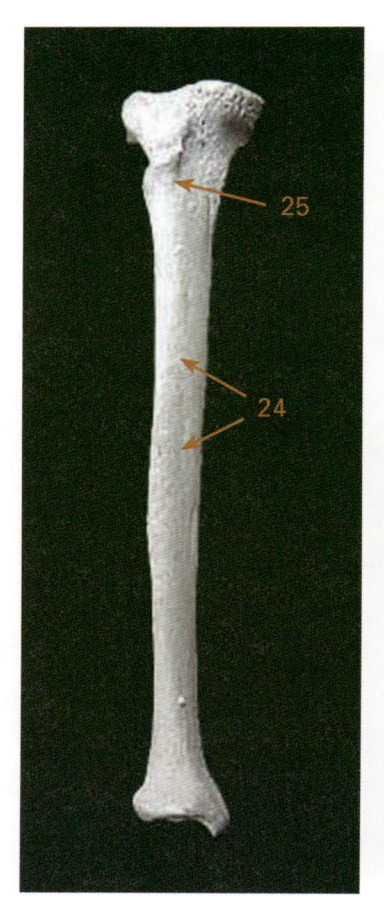

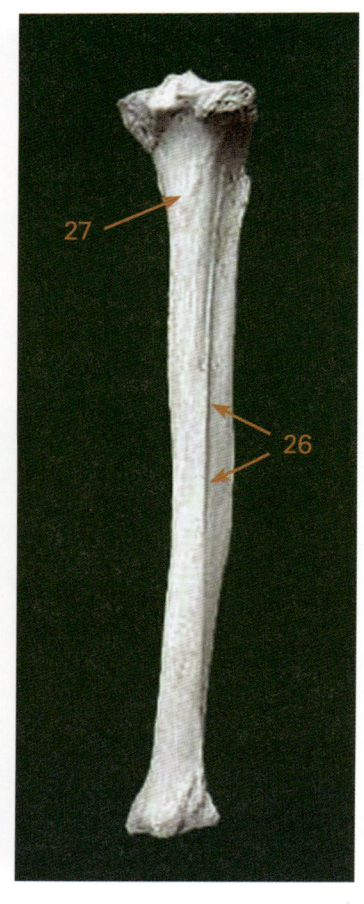

下端

- **腓骨切痕** fibular notch (28)　腓骨がはまる。
- **脛腓靱帯結合** tibiofibular syndesmosis (29)　両骨は固く連結し，可動性はない。
- **内果** medial malleolus (30)　内くるぶし。生体で触れてみよう。

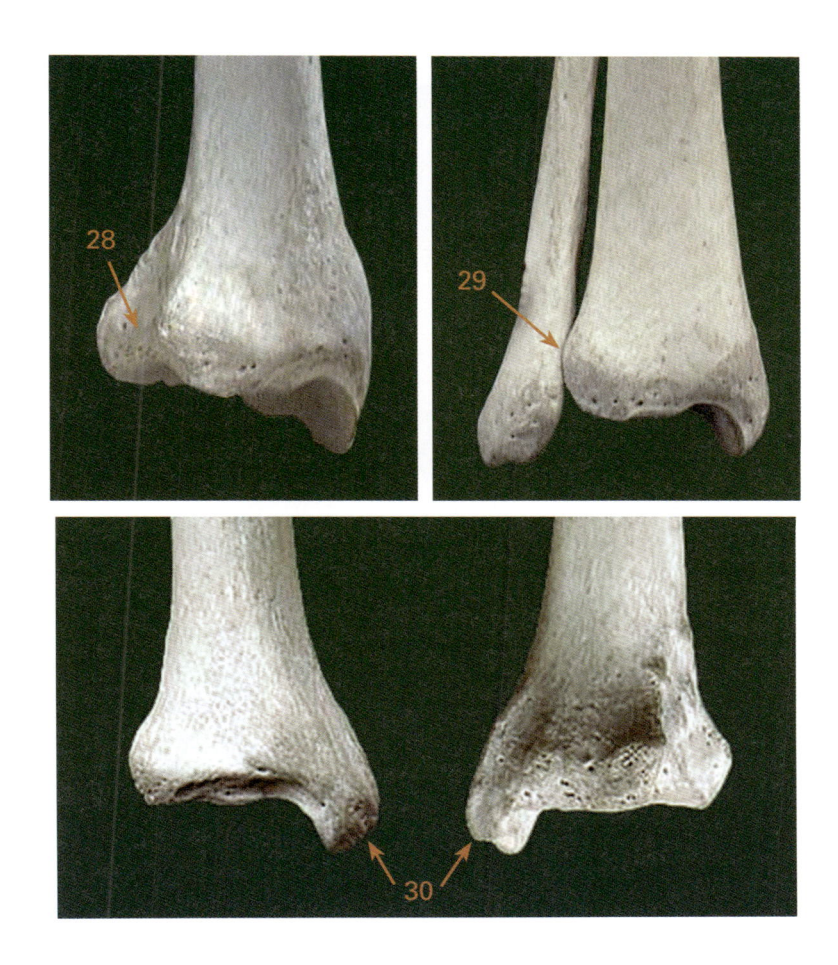

腓骨 fibula

腓骨は膝関節に関与せず，体重の支持にも直接的には役立っていない。腓骨の存在意義は，外果と筋の付着部を提供することにある。

- **腓骨頭** head of fibula (31)　外側側副靱帯が付く。
- **腓骨頭関節面** ariticular facet (32)　脛骨と接する。
- **腓骨体** shaft of fibula (33)　前縁・後縁・骨間縁を区別する。
- **外果** lateral malleolus (34)　外くるぶし。内側面は関節面になっている。

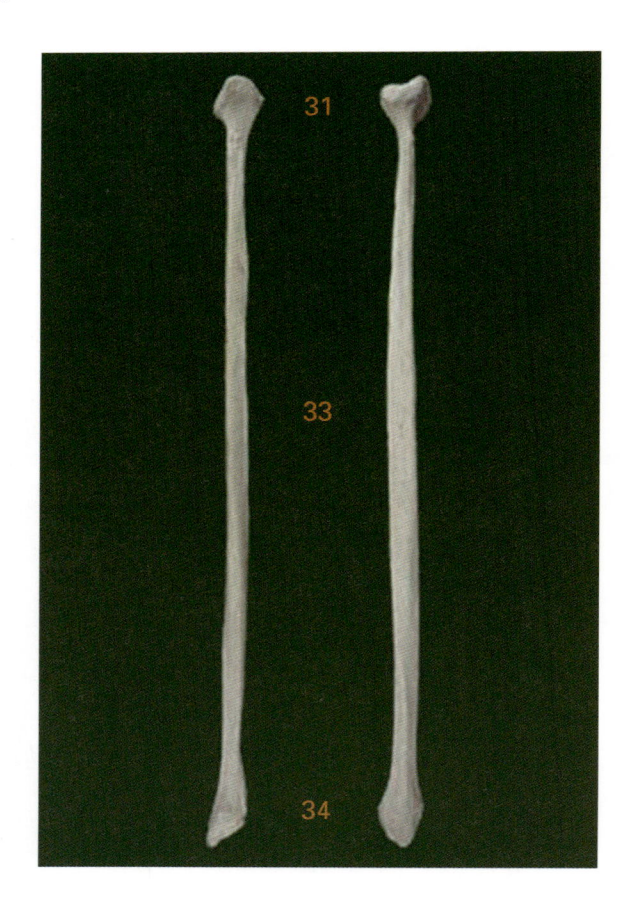

腓骨 | 75

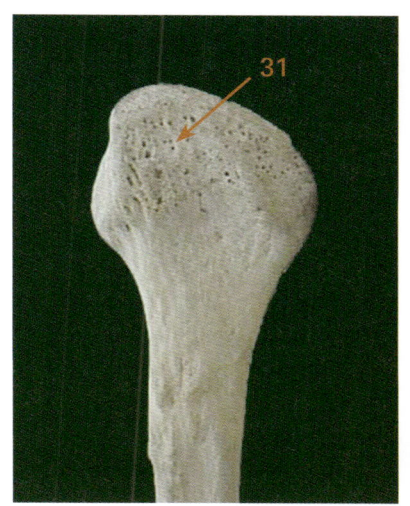

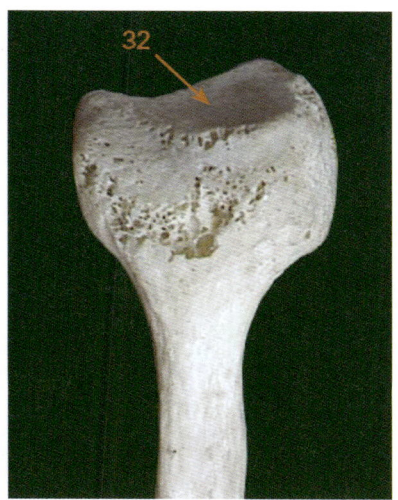

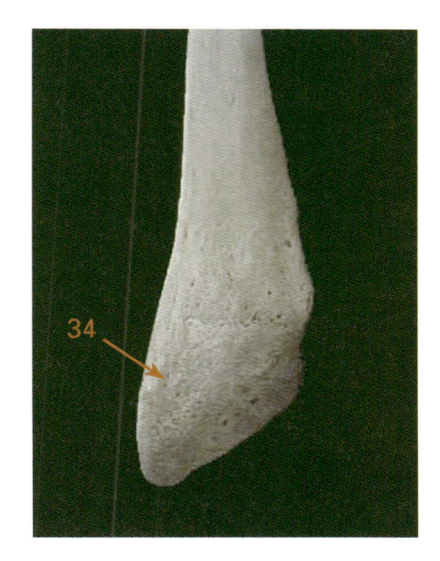

足根骨 tarsal bones
そくこんこつ

7個の骨がある。手根骨との相同については自由上肢で学んだ〔50ページ〕。

◆ 踵骨 calcaneus (35)
しょうこつ

踵骨隆起 calcaneal tuberosity (36)　踵骨腱（アキレス腱）が付く。
しょうこつりゅうき

載距突起 sustentaculum tali (37)　距骨を乗せる張り出し部。
さいきょとっき

長腓骨筋腱溝 groove for tendon of peroneus longus (38)　踵骨の外側面から立方骨の下面にかけて走る。
ちょうひこつきんけんこう

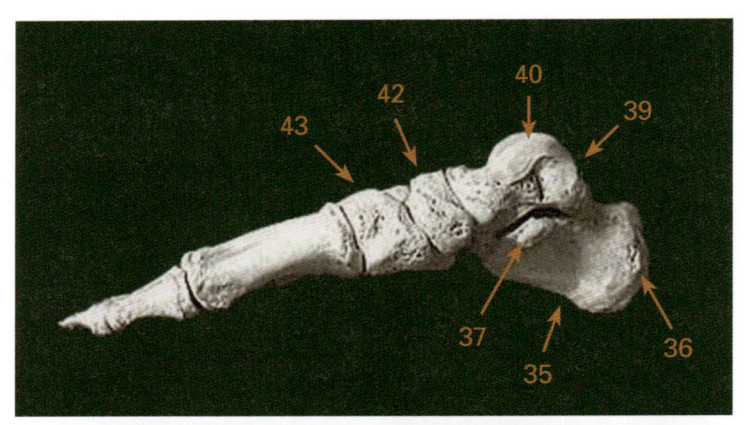

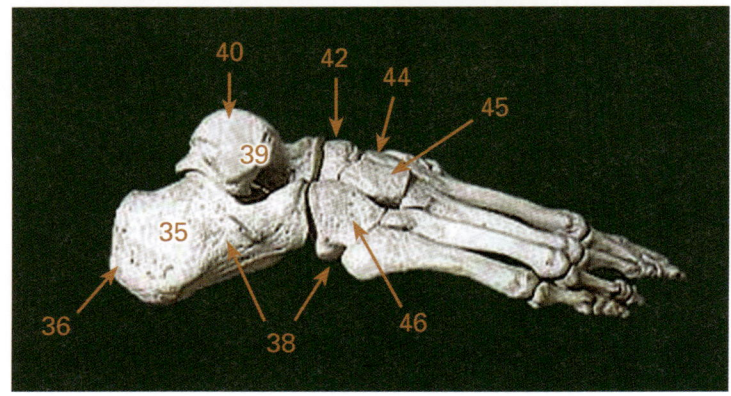

足根骨 | 77

- **距骨** talus (39)
  距骨滑車 trochlea of talus (40)　下腿骨との間に**距腿関節** ankle joint (41) をつくる。
- **舟状骨** navicular bone (42)
- **内側楔状骨** medial cuneiform bone (43)
- **中間楔状骨** middle cuneiform bone (44)
- **外側楔状骨** lateral cuneiform bone (45)
- **立方骨** cuboid bone (46)

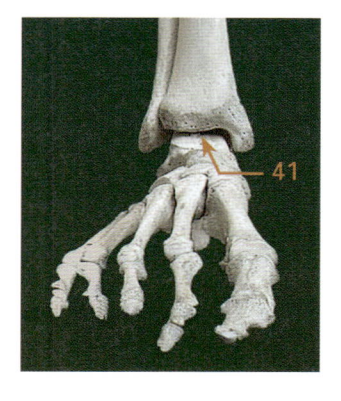

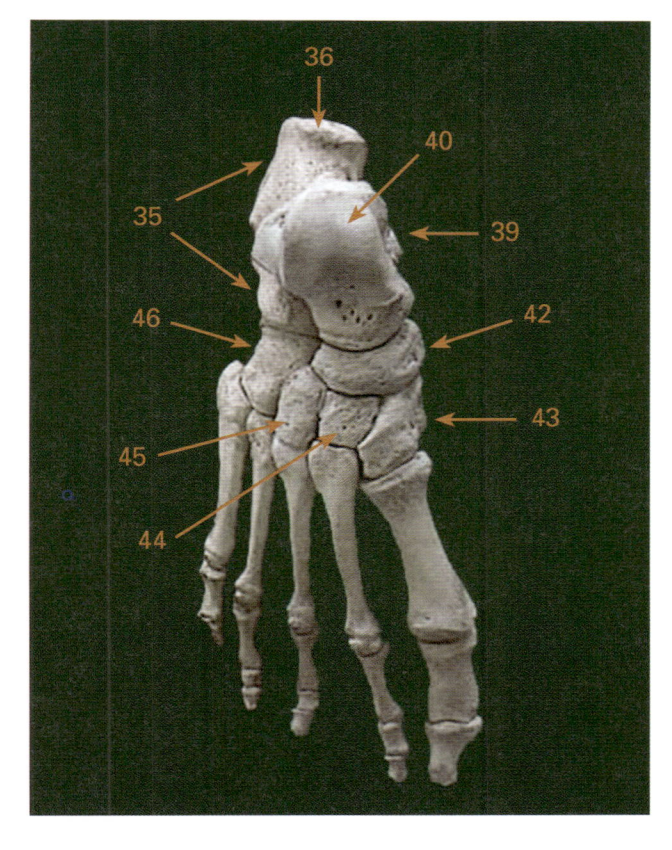

足根骨の関節

- **距骨下関節** subtalar joint (47)

    距骨と踵骨が前・中・後の3箇所で関節をつくる。内・外転と内・外がえしの運動が可能である。

- **距踵舟関節** talocalcaneonavicular joint (48)
- **踵立方関節** calcaneocuboid joint (49)
- **横足根関節** transverse tarsal joint (50)

    距踵舟関節の距骨と舟状骨の関節部と、踵立方関節からなる。関節腔はそれぞれ独立しており、関節面も一平面上にはない。距骨と舟状骨の関節が主体になり、底・背屈、内・外転、内・外がえしの運動が可能である。臨床ではショパール関節と呼ばれ、外科的切断部位である。

- **楔舟関節** cuneonavicular joint (51)

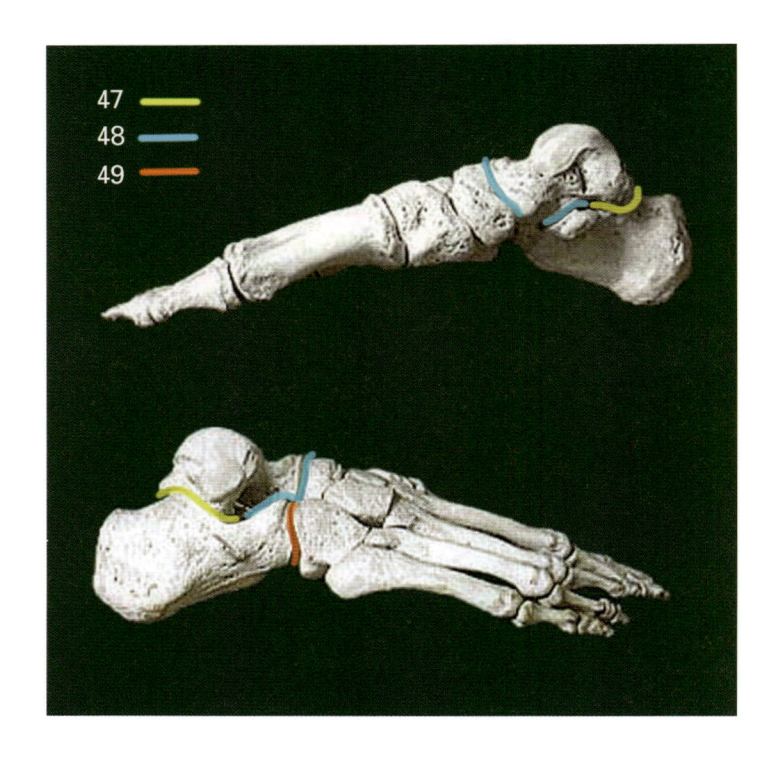

中足骨 metatarsals

- 第1〜第5中足骨 metatarsal bones I-V (52)
- 足根中足関節 tarsometatarsal joints (53)

    内側楔状骨と第1中足骨，中間楔状骨と第2中足骨，外側楔状骨と第3中足骨，立方骨と第4・5中足骨が対応する。

    内側楔状骨と第1中足骨の関節腔は独立し，残りは共同の関節包に包まれる。関節面は一平面上にはなく，凸凹である。わずかの底・背屈，内・外転の運動が可能である。臨床ではリスフラン関節と呼ばれ，外科的切断部位である。

- 中足間関節 intermetatarsal joints (54)

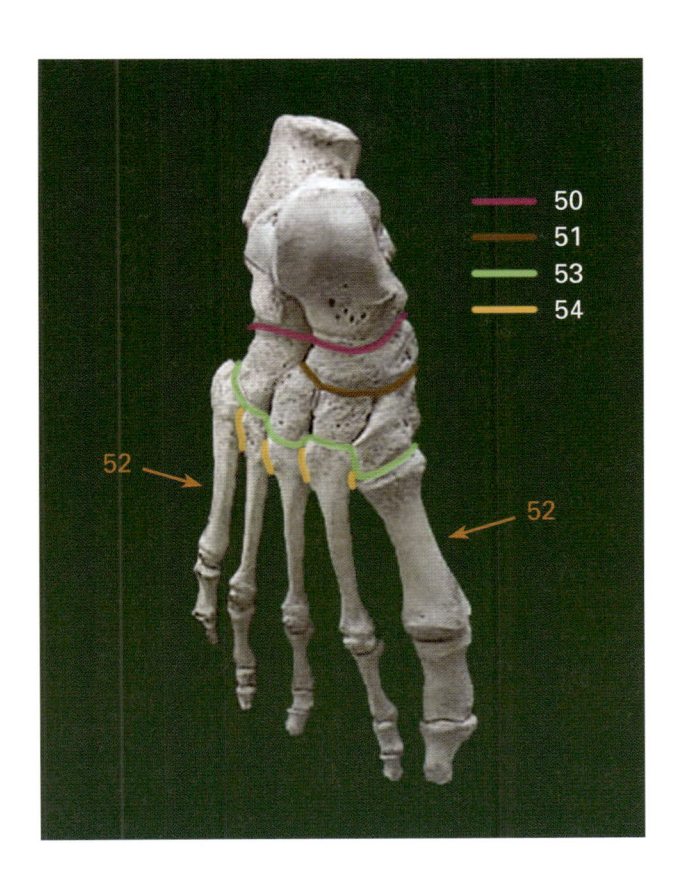

趾骨 phalanges of foot

- **基節骨** proximal phalanx (55)
- **中節骨** middle phalanx (56)
- **末節骨** distal phalanx (57)

母趾は中節骨を欠く。第5趾の中節骨と末節骨は癒合していることが多い（母趾の趾節骨の由来を示唆？）。

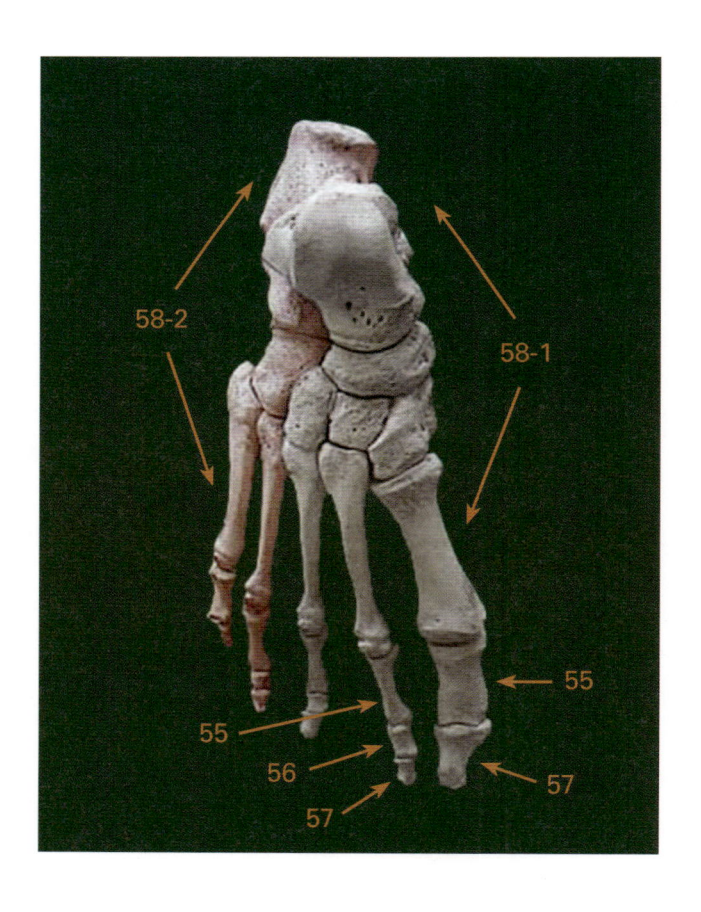

足弓
そくきゅう

骨格構造によるアーチを石造りの橋（長崎の眼鏡橋，熊本の通潤橋など）と比較してみよう。筋電図による研究の結果，少なくとも静的な足弓（足アーチ）の支持には，筋は関与しないことがわかった。

- ◆ **縦足弓** longitudinal arch (58)　内側部 (58-1) と外側部 (58-2) がある。
じゅうそくきゅう
- ◆ **横足弓** transverse arch (59)
おうそくきゅう

扁平足とは，足弓が降下あるいは消失して「土踏まず」がなくなることをいう。下腿の内旋，踵骨の外がえしを伴う。

乳児では足底の脂肪の厚みによって，裸足で暮らす人では母趾外転筋の肥厚によって，「土踏まず」の消失が起こる。これは扁平足とはいわない。

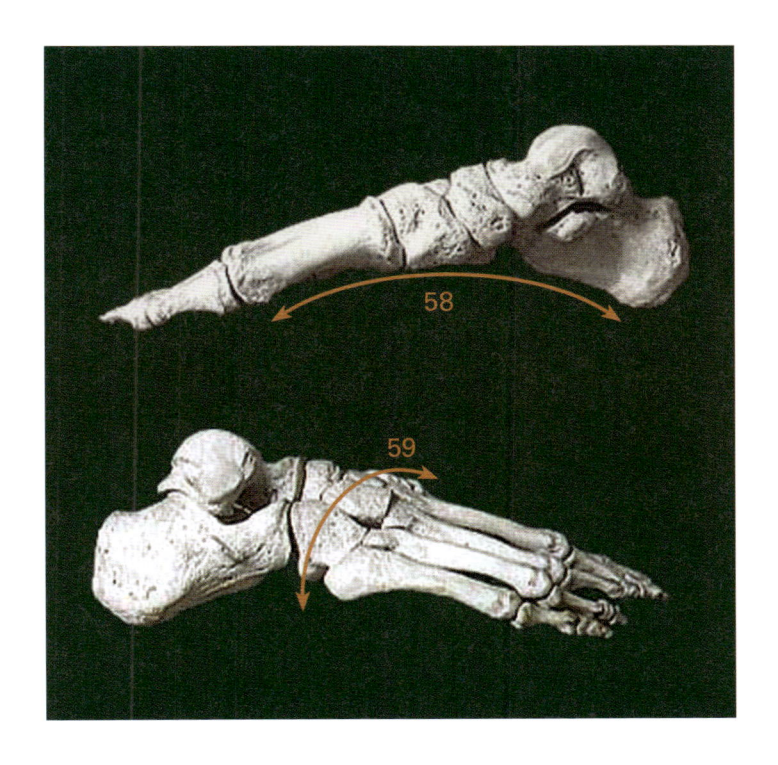

頭蓋
cranium, skull

頭蓋は，15種23個の頭蓋骨と顔面骨が不動性に連結してできている。発生学的には，神経頭蓋と内臓頭蓋に大別できる。頭蓋底を除いて，頭蓋骨の大部分は膜性骨化によって形成される。これは四肢骨の骨化様式（軟骨性骨化）とは異なる。

約200万年前の猿人の化石をみると，脳頭蓋の容量は現生の類人猿とさほど変わらない。にもかかわらず，彼（女）は人類に分類される。それは，後頭顆の傾き，骨盤，足の骨の形態などの種々の証拠から彼（女）が直立二足歩行をしていたことが推測されるからである。すなわち，ヒトは，脳が大きくなるよりも先に立ち上がったことによってヒトになったということである。

ヒトの頭蓋を他の哺乳類や霊長類のそれと比べてみよう。そして，ヒトたるゆえんを解剖学的に考えてみよう。

頭蓋を計測するときの基準位は，耳眼平面が一般に用いられる。これは左右の外耳孔の上縁と，左の眼窩の下縁を通る面で，身長を計るときなどはこの面を床と平行にさせる（アゴを引くようにさせるとそのようになる）。別名フランクフルト平面（ドイツ水平面）とも呼ばれ，歯科における基準面であり，頭部X線撮影時の定位平面でもある。

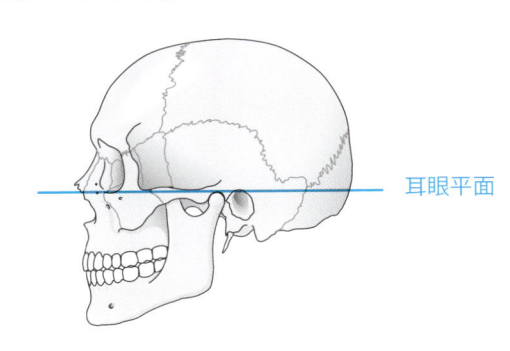

耳眼平面

1. 脳の容器としての頭蓋

耳眼平面よりも上の頭蓋は，脳を収めるケースとしての骨格といえる。(この区分は，比較解剖学者のいう神経頭蓋とは必ずしも一致しないし，頭蓋骨によって構成される部とも一致しない)。脳の容器の蓋（頭蓋冠）と底（頭蓋底）について観察しよう。

1-1. 頭蓋冠 calvaria の外面

頭蓋冠は皮骨格（外骨格）に属する。この骨は主として真皮の中に発生する骨性構造物（すなわち膜性骨）であって，あらかじめ軟骨として発生することはない。脊椎動物の例では，約4.5億年前の無顎甲皮類の化石にみられる（よろいを身にまとったヤツメウナギを連想すればよい）。ヒトでは頭蓋冠と鎖骨の一部にその名残がある。

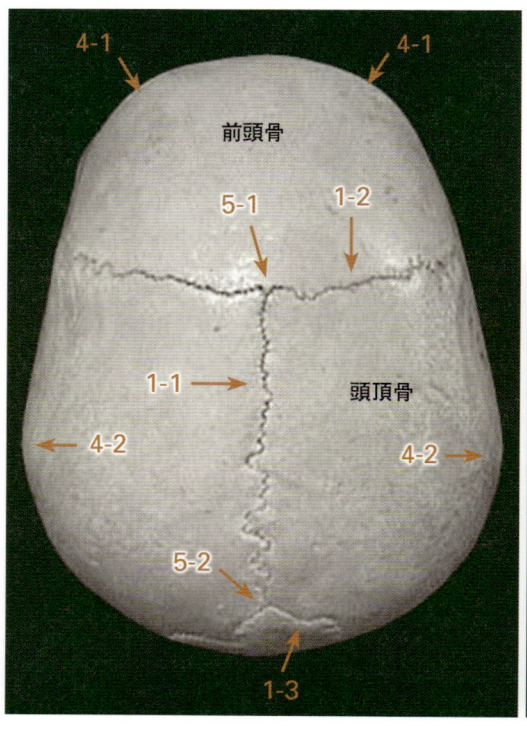

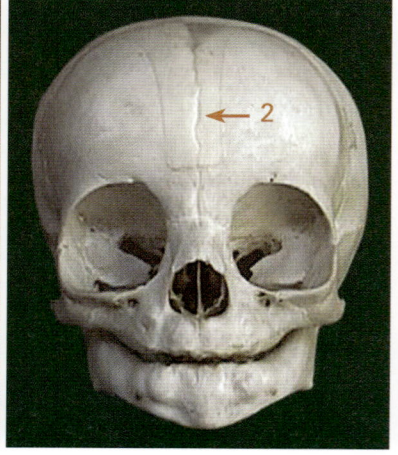

頭蓋冠

- **矢状縫合** sagittal suture (1-1)　左右の**頭頂骨** parietal bone の縫合
- **冠状縫合** coronal suture (1-2)　前頭骨と頭頂骨の縫合
- **ラムダ縫合** lambdoid suture (1-3)　後頭骨と頭頂骨の縫合
- **前頭縫合** frontal suture (2)

  新生児の前頭骨は左右一対あるが，徐々に癒合し，成人では1つの前頭骨になる．X線写真で骨折線と間違えないように注意しよう．

- **縫合骨** sutural bone (3)　縫合内にときにみられる小骨．ラムダ縫合にみられるものを頭頂間骨（別名インカ骨）と呼ぶ．
- **前頭結節** frontal tuber (4-1)，**頭頂結節** parietal tuber (4-2)

  頭蓋冠の骨は膜性骨化という発生様式をとる．結合組織の膜に骨化点ができ，そこから放射状に骨化が広まっていく．この骨化点が隆起部として残る．

- **ブレグマ** bregma (5-1)　冠状縫合と矢状縫合の交点

  ラムダ lambda (5-2)　ラムダ縫合と矢状縫合の交点

- **大泉門** anterior fontanelle (6-1)，**小泉門** posterior fontanelle (6-2)

  新生児の頭蓋冠は十分に骨化しておらず，ブレグマ，ラムダにあたる部位は結合組織の膜が残っている．これを泉門という．

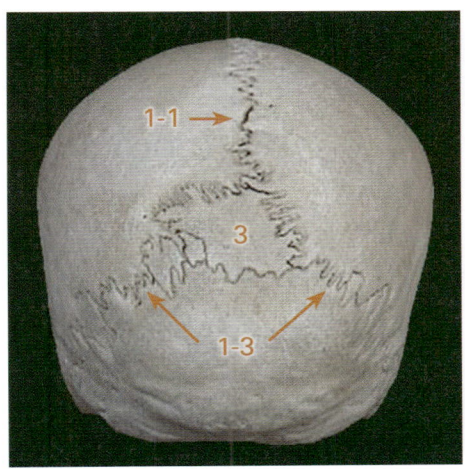

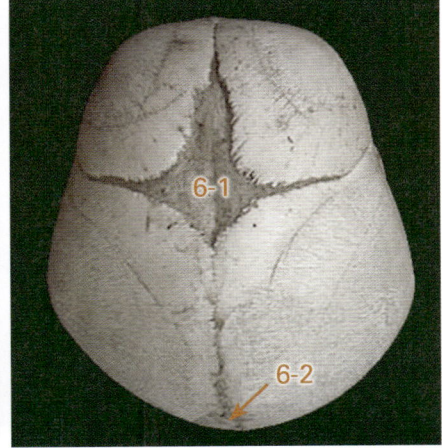

- ◆ **外後頭隆起** external occipital protuberance (7)

    後頭骨のほぼ中央にある隆起。体表から顕著に触れる。

- ◆ **最上項線** highest nuchal line (8)　後頭筋（前頭後頭筋）が付く。

    上項線 superior nuchal line (9)　僧帽筋，頭板状筋，胸鎖乳突筋が付く。

    下項線 inferior nuchal line (10)　大・小後頭直筋が付く。

- ◆ **鱗状縫合** squamous suture (11)

    頭頂骨と側頭骨の縫合。両骨が連結する縁は刃物のようになっていて，互いに屋根瓦または魚の鱗のように重なり合う。

- ◆ **上側頭線** superior temporal line (12-1)　側頭筋膜が付く。

    下側頭線 inferior temporal line (12-2)　側頭筋が起こる。

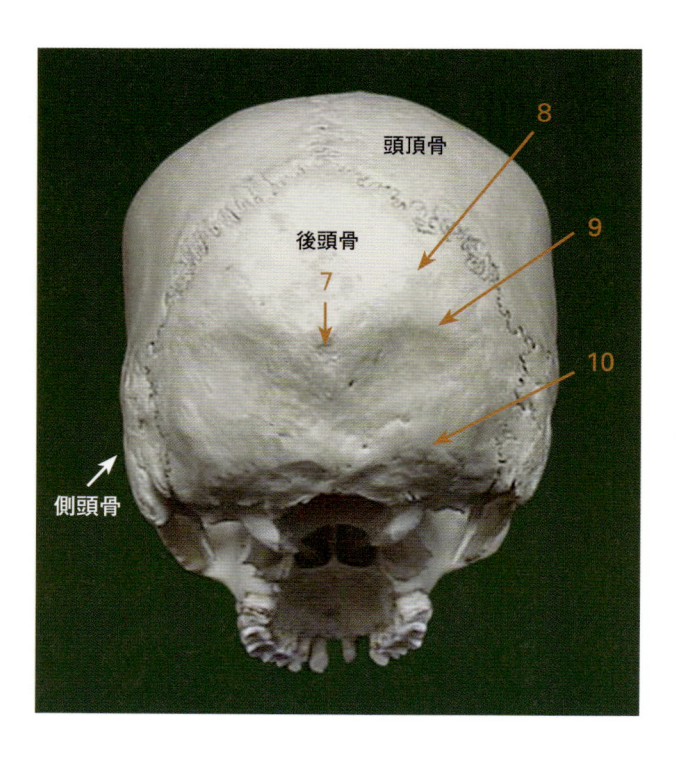

頭蓋冠

- ◆ 外耳孔 external acoustic opening (13)　外耳道の入口
- ◆ 外耳道 external acoustic meatus

    生体では骨性外耳道の外側に軟骨性外耳道が続く。両者の接点は屈曲して狭くなっている。したがって，外耳道の終点の鼓膜を覗くには，耳介を後上方かつやや外方に引きあげて両者のコースを一致させる必要がある。

- ◆ 乳様突起 mastoid process (14)　自分の身体で触れてみよう。

    〔97 ページ (54) 参照〕

- ◆ 下顎窩 mandibular fossa (15)

    下顎頭がはまって顎関節をつくる。生体では両者の間に線維軟骨性の関節円板が介在する〔100 ページ参照〕。

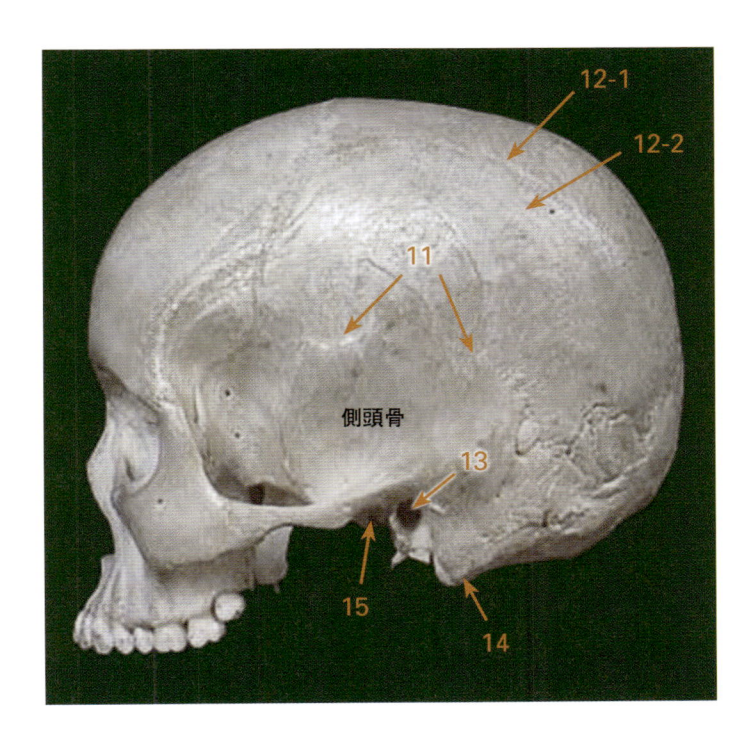

側頭骨

1-2. 頭蓋冠 calvaria の内面

縫合の癒合・消失状態を，外面と内面で比べてみよう。

◆ **上矢状洞溝** groove for superior sagittal sinus (16)

上矢状静脈洞が収まる溝。上矢状静脈洞は脳硬膜内を走る静脈で，硬膜静脈洞と呼ばれるものの1つである〔95ページ参照〕。

◆ **クモ膜顆粒小窩** granular foveolae (17)

クモ膜顆粒を収める小さなくぼみ。クモ膜顆粒は，上矢状静脈洞内にクモ膜下腔が絨毛状に突出したもので，髄液圧の減少に働く。

◆ **頭頂孔** parietal foramen (18)

頭頂導出静脈が通る。この静脈は上矢状静脈洞と頭皮の静脈を結ぶ。

◆ **動脈溝** arterial grooves (19)

脳硬膜に分布する中硬膜動脈が走る。この溝は棘孔に続く。棘孔は中硬膜動脈と下顎神経硬膜枝の通路である。

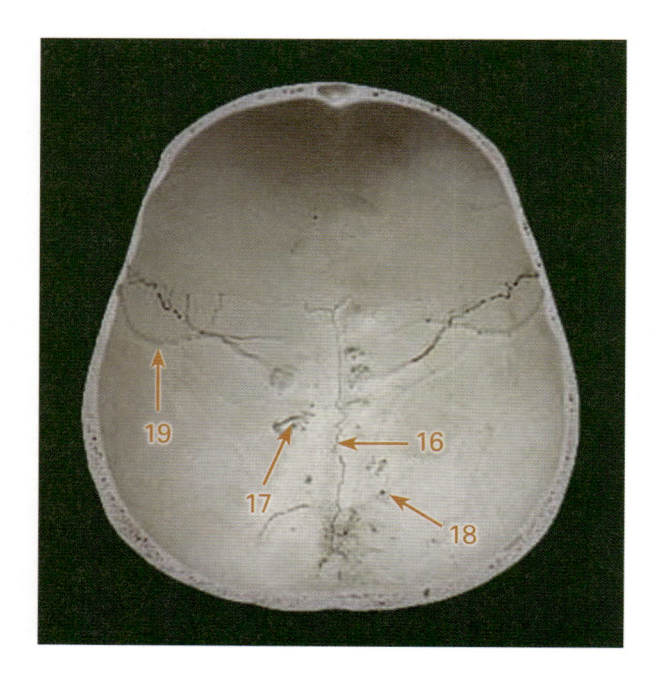

1-3. 内頭蓋底 ないとうがいてい internal surface of cranial base

- **前頭蓋窩** ぜんとうがいか anterior cranial fossa (20-1)
- **中頭蓋窩** ちゅう middle cranial fossa (20-2)
- **後頭蓋窩** こう posterior cranial fossa (20-3)

> 頭蓋底は2本の横に走る隆起（蝶形骨小翼と側頭骨錐体）によって前・中・後頭蓋窩に分かれる。これらは前から後にいくにしたがって階段状に低くなっていく。
>
> それぞれの頭蓋窩は脳の下半を収めるくぼみとなっている。前頭蓋窩は大脳の前頭葉，中頭蓋窩は側頭葉を，後頭蓋窩は小脳，橋，延髄を収める。

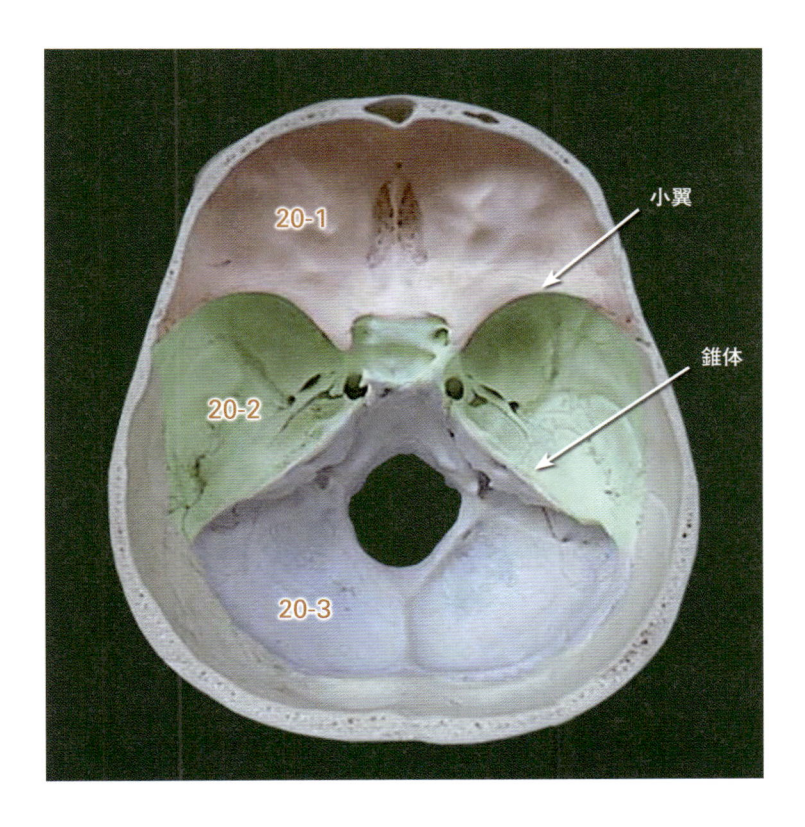

前頭蓋窩 anterior cranial fossa

- **前頭骨** frontal bone (21)，**篩骨** ethmoidal bone (22)，**蝶形骨** sphenoidal bone (23) を同定しよう。
- **篩板** cribriform plate (24)　「篩」はふるいの意で，多数の小孔があいている。篩板の上には嗅球が乗る。嗅球からの嗅神経（第Ⅰ脳神経）と，前篩骨動脈，前篩骨神経が篩板の小孔を通って鼻腔に抜ける。
- **鶏冠** crista galli (25)
　　大脳鎌（脳硬膜の一部）が付く。「鶏冠」はトサカの意。
- **指圧痕** impressions of cerebral gyri (26)　大脳半球表面の大脳回が対応する。一方，大脳溝に対応するのが脳隆起である。

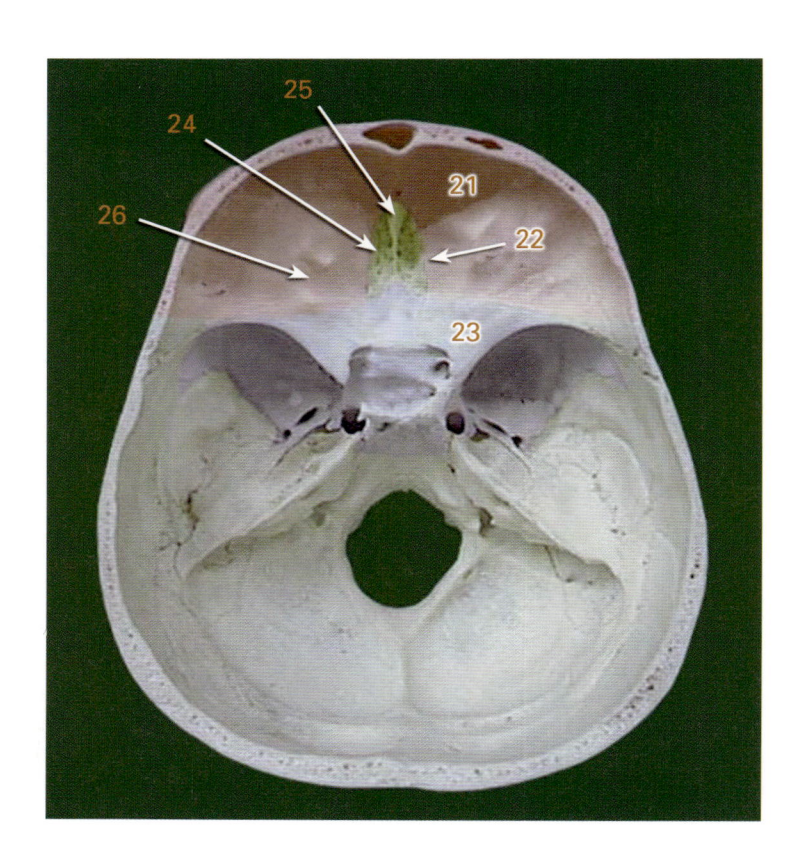

中頭蓋窩 middle cranial fossa

- **蝶形骨** sphenoidal bone, **側頭骨** temporal bone (44) を同定しよう。
- **トルコ鞍** sella turcica (27), **鞍背** dorsum sellae (28)
- **下垂体窩** hypophysial fossa (29)　　トルコ鞍の中央のくぼみに下垂体が収まる。大きさは指先の半分くらい。
- **視神経管** optic canal (30)　　視神経（第Ⅱ脳神経），眼動脈（内頸動脈の枝）がここを通って眼窩へ至る。
- **上眼窩裂** superior orbital fissure (31)　　動眼神経（第Ⅲ脳神経），滑車神経（第Ⅳ脳神経），外転神経（第Ⅵ脳神経），眼神経（三叉神経〔第Ⅴ脳神経〕の第1枝），上眼静脈が眼窩へ抜ける。

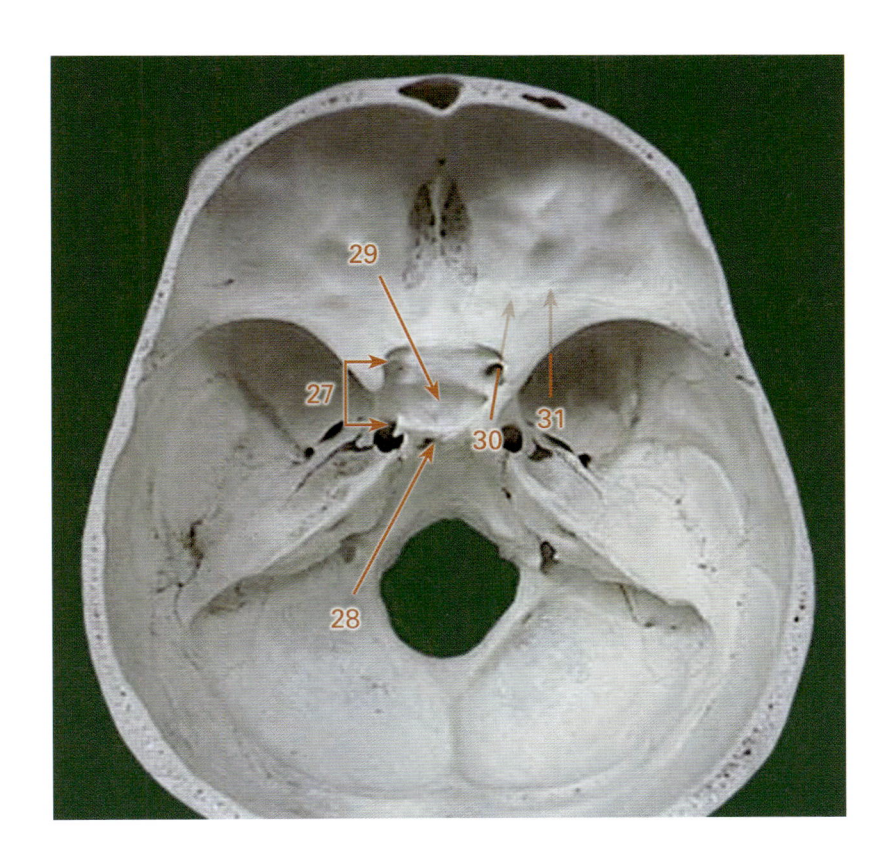

- ◆ **正円孔** せいえんこう foramen rotundum (32)　上顎神経（三叉神経の第2枝）が通り，翼口蓋窩へ抜ける。

- ◆ **頚動脈管** けいどうみゃくかん carotid canal (33)

    内頚動脈とそれにまつわる内頚動脈神経叢（交感神経）が通る。管は蝸牛の下で急に向きを変えて外側後方に屈曲し，鼓室の内側前方を垂直に下行して外頭蓋底に開口する。

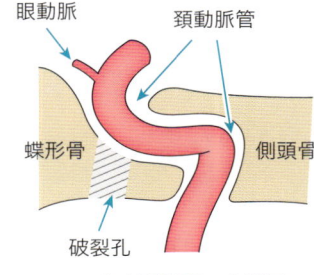

    右内頚動脈の内側面

- ◆ **破裂孔** はれつこう foramen lacerum (34)

    蝶形骨，側頭骨錐体尖，後頭骨底部が囲む空所。孔の底部は，生体では線維軟骨が塞いでいる。大錐体神経（顔面神経からの副交感神経；涙腺へ行く），深錐体神経（内頚動脈神経叢の枝）が通る。

- ◆ **大錐体神経溝** だいすいたいしんけいこう groove for greater petrosal nerve (35)

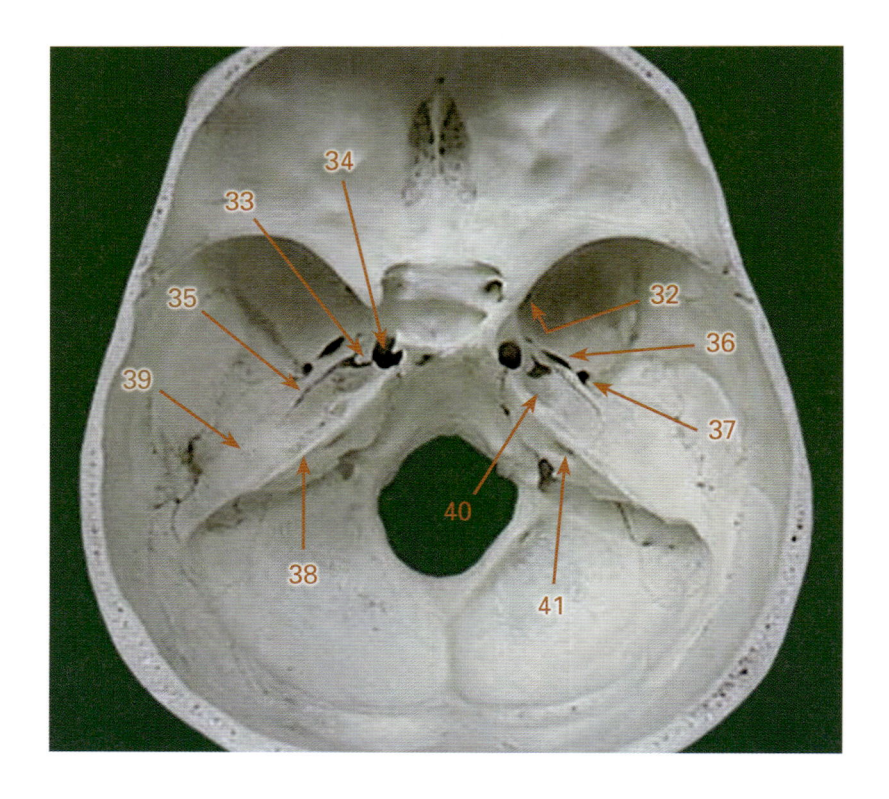

- **卵円孔** foramen ovale (36)　下顎神経（三叉神経の第3枝）が通り，外頭蓋底（側頭下窩）へ抜ける。
- **棘孔** foramen spinosum (37)　中硬膜動・静脈と下顎神経硬膜枝が通る。
- **錐体** pyramis (38)　側頭骨岩様部は錐体と乳突部からなる。錐体は，破裂孔を尖端とする四角錐と考えればよい。その内部には中耳（鼓室）と内耳がある。
- **弓状隆起** arcuate eminence (39)
  前半規管による高まり。錐体前面にある。
- **三叉神経圧痕** trigeminal impression (40)
  錐体尖の近くにある浅いくぼみで，三叉神経節（半月神経節，ガッセル神経節）を乗せる。この神経節は知覚根がつくる神経節で，三叉神経はこの先で3枝に分かれる。

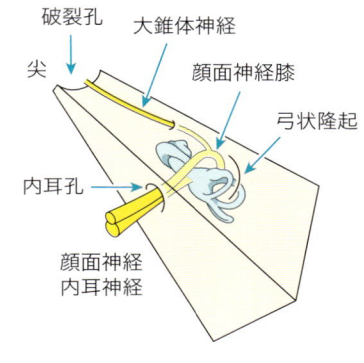

右の錐体を上から見る

- **内耳孔** internal acoustic opening (41)　錐体後面にある内耳道の入口
- **内耳道** internal acoustic meatus　次の神経・血管が通る。
  ① 顔面神経（第Ⅶ脳神経）：内耳道底で顔面神経管に入り，すぐに直角に後外側に曲がる。この部が顔面神経膝である。ついで，アーチを描いて後下方へ走り，茎乳突孔を通って外頭蓋底に出る。膝神経節から出た大錐体神経は，大錐体神経溝 (35) を前方に走り，破裂孔を通って外頭蓋底に至る。
  ② 内耳神経（第Ⅷ脳神経）：前庭神経と蝸牛神経に分かれて，平衡器と聴覚器に分布する。
  ③ 迷路動・静脈
- **前庭小管外口** external opening of vestibular canaliculus
  前庭小管は，内耳の内リンパ管の通路である。内耳の前庭から始まり，後上方に走り錐体後面に開口する。内リンパ管はこの外口を出て内リンパ嚢をつくって終わる。

後頭蓋窩 posterior cranial fossa

- 後頭骨 occipital bone (42), 蝶形骨 sphenoidal bone (43), 側頭骨 temporal bone (44) を同定しよう。
- 斜台 clivus (45)　鞍背から大孔までの傾斜部。橋と延髄の上部が乗る。
- 大[後頭]孔 foramen magnum (46)

    孔の大きさは個体差があるが、指2本が通るくらい。前後に長い卵形の孔である。延髄の下部，副神経（第XI脳神経）の脊髄根，椎骨動・静脈が通る。

- 舌下神経管 hypoglossal canal (47)

    大孔と頸静脈孔の間にあり，舌下神経（第XII脳神経）が通る。

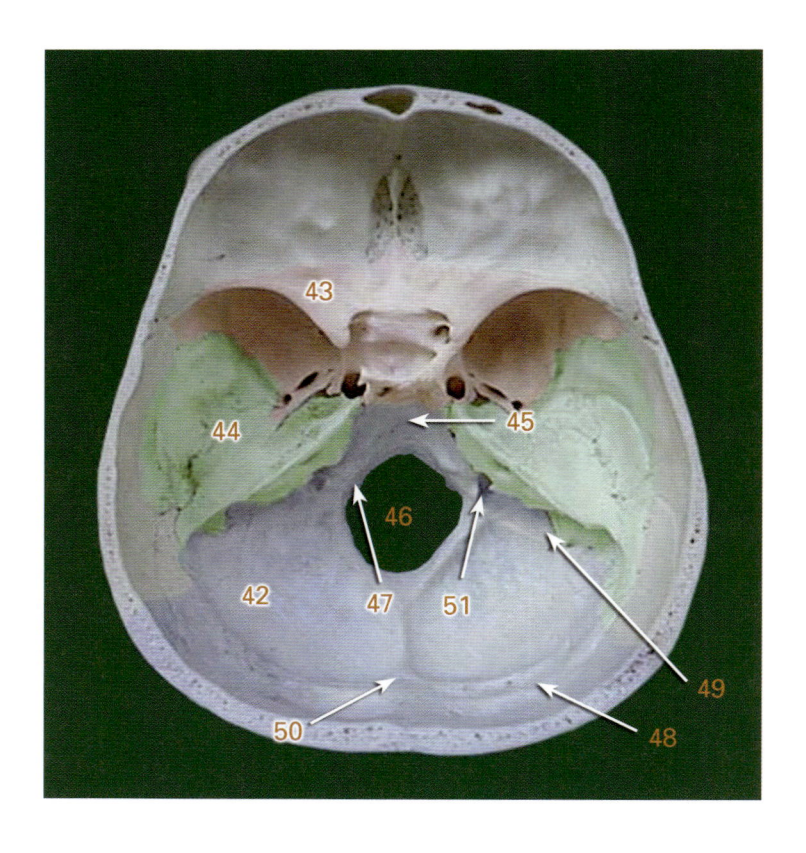

◆ **横洞溝** groove for transverse sinus (48)，**S状洞溝** groove for sigmoid sinus (49)

　内後頭隆起 (50) のところで上矢状静脈洞と横静脈洞がT字型に合流する。横静脈洞はS状洞溝に続き，内頸静脈に注ぐ。これらの硬膜静脈洞が接する溝である。

◆ **頸静脈孔** jugular foramen (51)

　S状洞溝の終点で，側頭骨と後頭骨の間にできる孔。両骨の切れ込み（頸静脈切痕）で構成され，孔内突起によって前後に不完全に二分される。内頸静脈は後部（大きい）を通り，前部（小さい）は舌咽神経，迷走神経，副神経，下錐体静脈洞が通る。

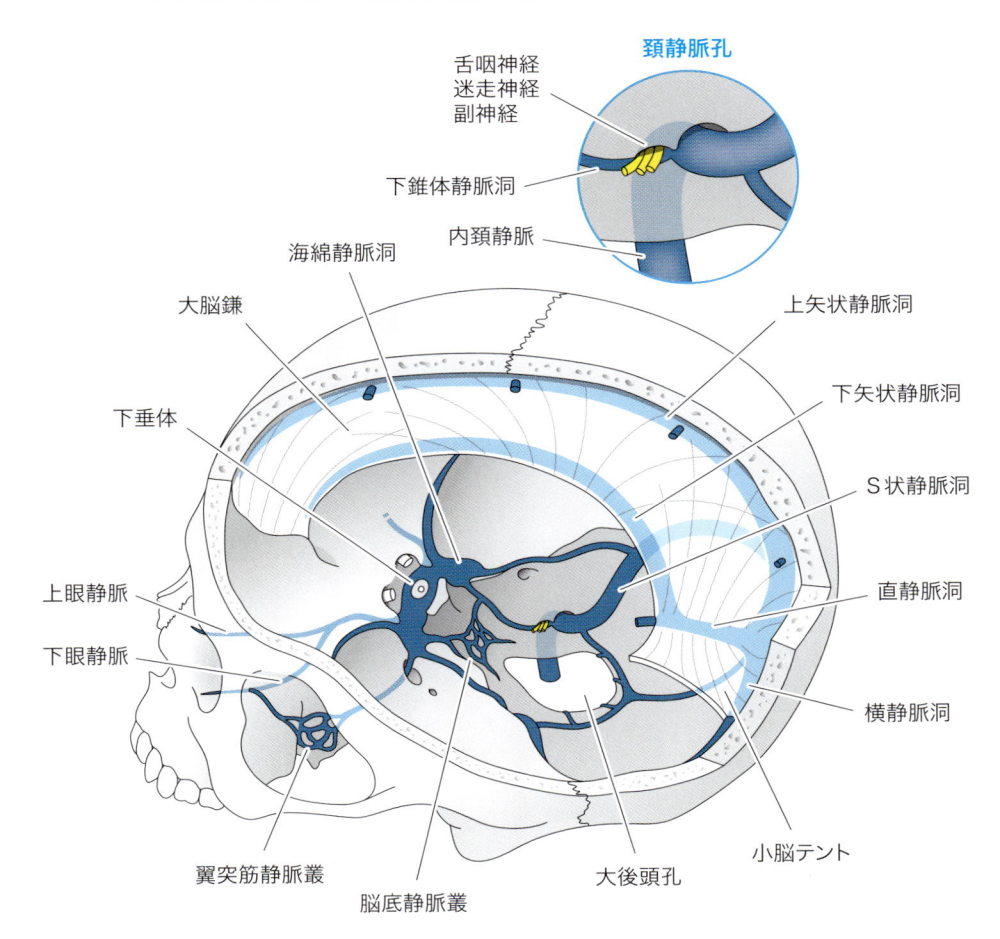

1-4. 外頭蓋底 external surface of cranial base

- **後頭顆** occipital condyle (52)

    滑らかな凸面をもち，環椎の上関節面と関節をつくる。少し外方に傾いた楕円形で，その長軸は前内側から後外側に向かう。

- **環椎後頭関節** atlanto-occipital joint 〔11 ページ参照〕

    矢状面での「うなずき」（前後屈それぞれ 15°）と側屈（3°）が可能。水平面での「いやいや」（回旋運動）は環軸関節で行われる。

- **顆管** condylar canal (53)

    顆導出静脈が通る。管の太さは個体差が大きく，同一個体でも左右の差は著しい。ときには片方が塞がっていることもある。

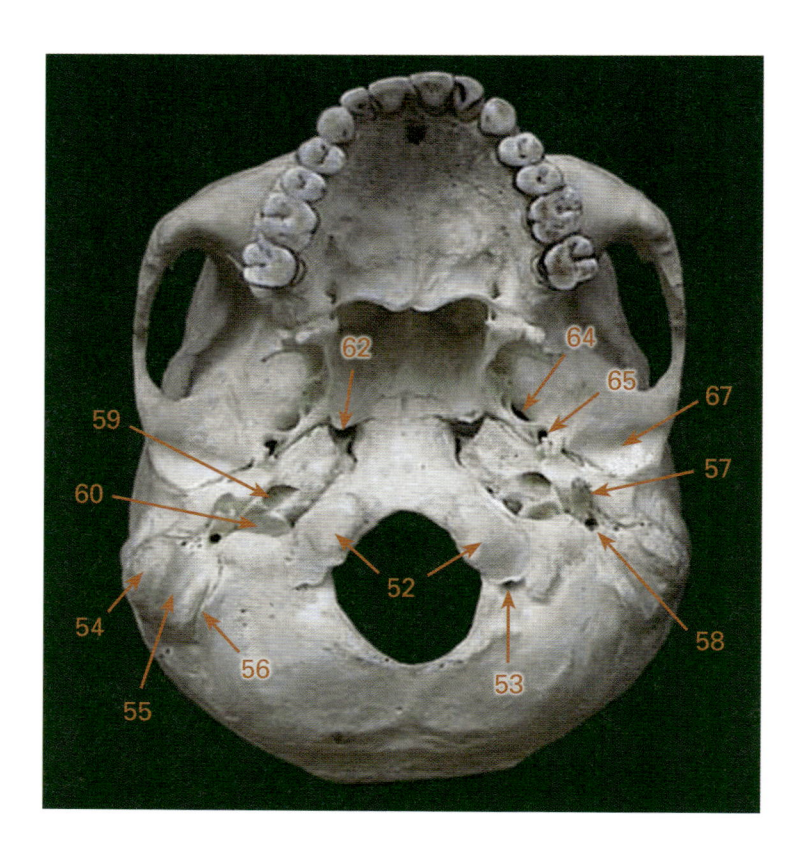

外頭蓋底 | 97

◆ 乳様突起 mastoid process (54)
　胸鎖乳突筋，頭板状筋が停止する。突起の内部には**乳突蜂巣** mastoid cells という多数の小さな空洞があり，**乳突洞** mastoid antrum を介して鼓室と交通する。

◆ 乳突切痕 mastoid notch (55)
　突起の基部の内側にある溝。ここから顎二腹筋の後腹が起こる。

◆ 後頭動脈溝 occipital groove (56)
　乳突切痕のさらに内側にある浅い溝。後頭動脈が通る。

◆ 茎状突起 styloid process (57)
　錐体の下面にあり，茎突咽頭筋，茎突舌筋，茎突下顎靭帯，茎突舌骨靭帯が付く。茎状突起は胎生第4週のはじめに出現する第2鰓弓に由来する。アブミ骨，舌骨の一部もこの鰓弓に由来する。

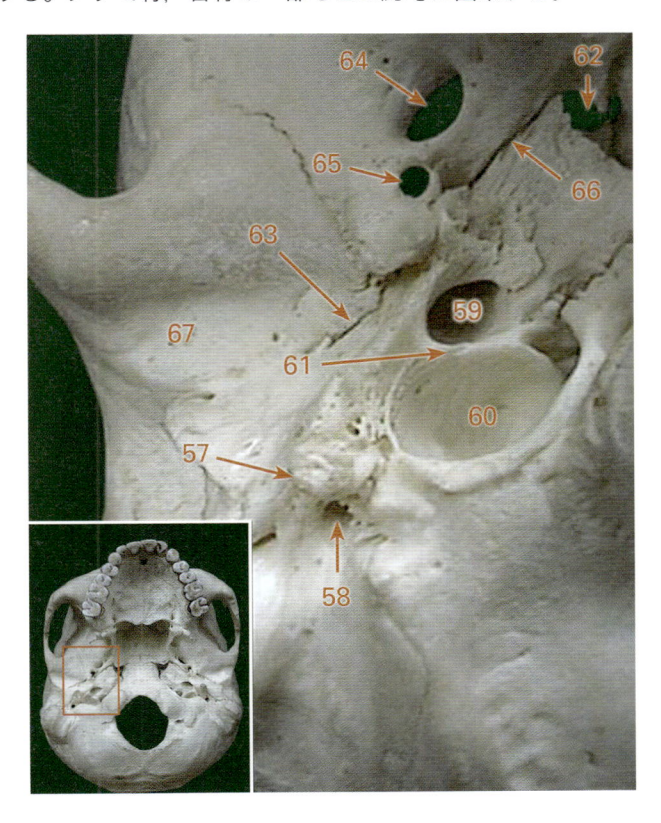

- ◆ **茎乳突孔** stylomastoid foramen (58)　**顔面神経管** facial canal の出口。茎状突起の後方に開口する。
- ◆ **頚動脈管** carotid canal (59) ⇒ (33) 参照
- ◆ **頚静脈孔** jugular foramen (60) ⇒ (51) 参照
- ◆ **鼓室神経小管** tympanic canaliculus (61)

  頚動脈管と頚静脈孔の間に開口する細い管。鼓室神経（舌咽神経の枝）はこの小管から入り，鼓室で鼓室神経叢をつくり，鼓室の上壁を斜めに貫いて錐体の前面に出る。

- ◆ **破裂孔** foramen lacerum (62) ⇒ (34) 参照

  生体では線維軟骨が塞いでいる。内頚動脈は頚動脈管を通って後方から破裂孔に入り，上方へ抜ける。

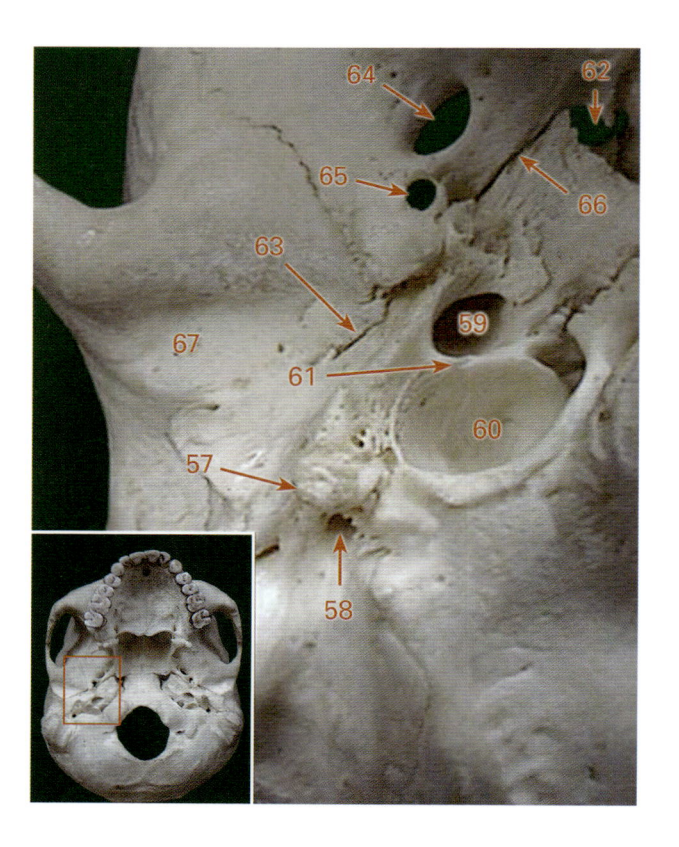

外頭蓋底 | 99

◆ **錐体鼓室裂** petrotympanic fissure (63)

顔面神経が茎乳突孔から出る直前に，顔面神経管の中で鼓索神経が分かれる．鼓索神経は上行して鼓室に入り，この錐体鼓室裂から外頭蓋底に出て，舌神経に合流する．味覚線維，顎下腺・舌下腺の分泌線維（副交感神経）を含む．

◆ **卵円孔** foramen ovale (64) ⇒ (36) 参照

◆ **棘孔** foramen spinosum (65) ⇒ (37) 参照

◆ **耳管溝** sulcus of auditory tube (66)

耳管軟骨をいれる溝．内側は蝶形骨翼状突起の根元の舟状窩の上方に続く．外側は筋耳管管につながる．生体では，耳管軟骨の内側は耳管咽頭口で咽頭に開口し，外側は筋耳管管を経て鼓室に通ずる．

◆ **筋耳管管** musculotubal canal

筋耳管管中隔という骨板の棚によって上下に隔てられる．

鼓膜張筋半管：鼓膜張筋が通る．鼓膜張筋はツチ骨柄の底部に付く．

耳管半管：耳管が通る．耳管は鼓室と咽頭を連絡する長さ4cmほどの管で，鼓室側1/3は骨性，咽頭側2/3は軟骨性である．耳管骨部の入口は頚動脈管と棘孔の間にある．

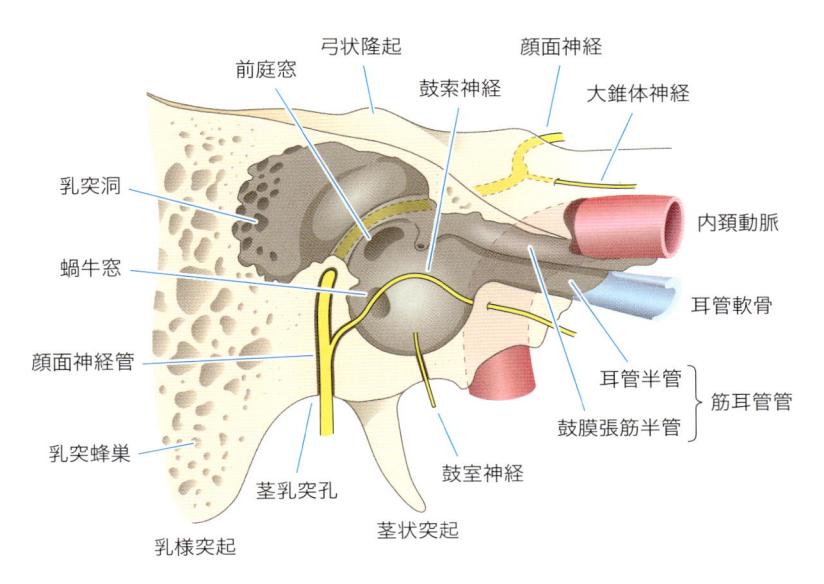

- **下顎窩** かがくか mandibular fossa (67)
- **顎関節** がくかんせつ temporomandibular joint

　下顎骨の下顎頭と側頭骨の下顎窩がつくる関節。両骨の間に関節円板が介在する。運動の特徴は，以下の動きが組み合わされて起こること，関節円板の移動を伴うこと（単なる蝶番関節ではない），左右の関節が協同して働くことである。

① 関節円板と下顎頭の間での下顎の上下運動
② 側頭骨関節結節と関節円板の間での下顎の前後運動
③ 上の運動が左右の関節で交互に行われることによる下顎の左右運動

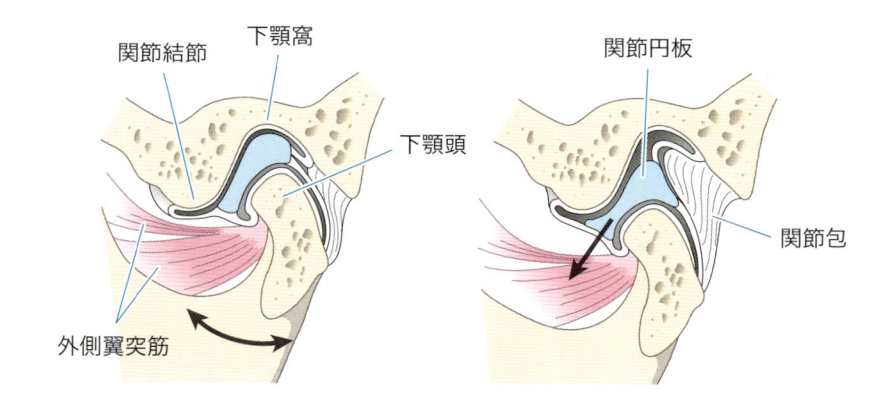

2. 顔面の骨

耳眼平面より下の頭蓋は，視覚器，嗅覚器，呼吸器，消化器をおさめる骨格と考えればよい（この区分は，内臓頭蓋や，顔面骨で構成される部とは必ずしも一致しない）。ここに属する骨のいくつかと耳小骨は，鰓弓（さいきゅう）に由来するものがある。発生学書で調べてみよう。

2-1. 眼窩（がんか） orbit

眼窩を構成する以下の骨を同定しよう。これらの骨は紙のように薄いので，取扱いには十分注意する。

- 前頭骨（ぜんとうこつ） frontal bone (68)　頬骨（きょうこつ） zygomatic bone (69)
  蝶形骨（ちょうけいこつ） sphenoidal bone (70)　上顎骨（じょうがくこつ） maxilla (71)
  篩骨（しこつ） ethmoidal bone (72)　涙骨（るいこつ） lacrimal bone (73)
  口蓋骨（こうがいこつ） palatine bone (74)

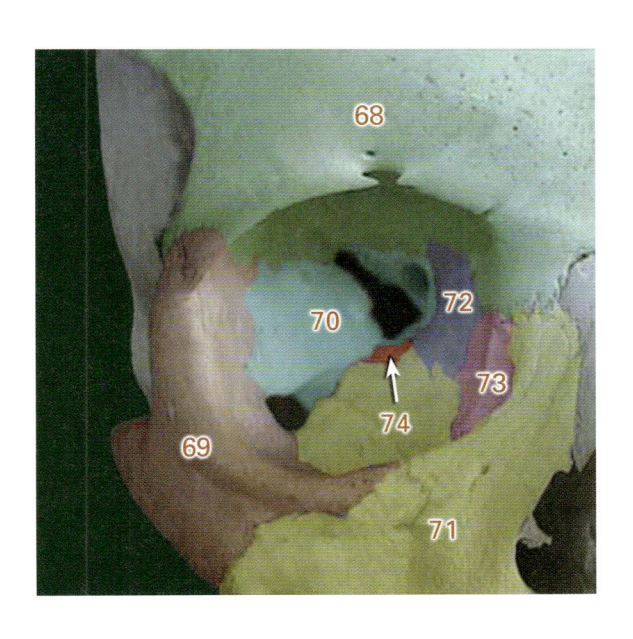

- **眼窩上孔（切痕）** supra-orbital foramen (notch) (75)

    自分の身体で触れてみよう。眼窩上神経（三叉神経の前頭神経の枝）の外側枝と眼窩上動脈が通る。

- **前頭孔（切痕）** frontal foramen (notch) (76)

    眼窩上神経の内側枝が通る。この切痕は発達が弱く，形が不明なことも多い。前者と合わさって単一の穴になっているかもしれない。

上壁

- **視神経管** optic canal (77)

    中頭蓋窩と交通する (30)。視神経，眼動脈（内頚動脈の枝）が通る。

- **涙腺窩** fossa for lacrimal gland (78)

    涙腺が収まる。涙腺は外眼角の上方に位置し，涙を分泌する。

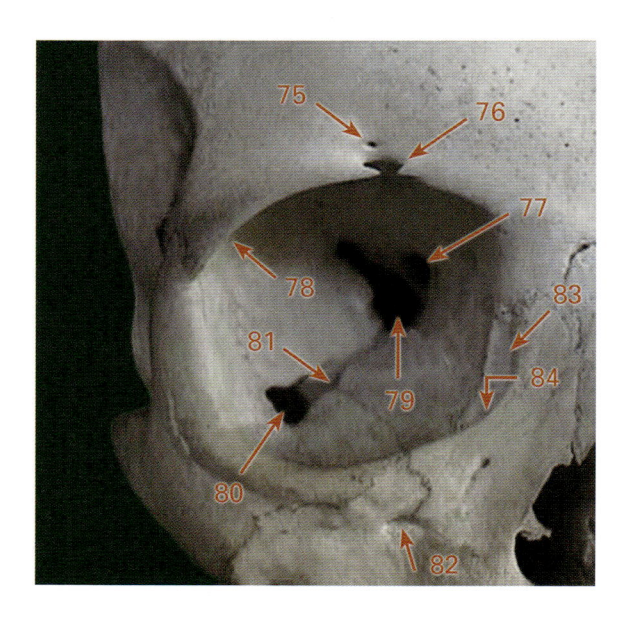

外側壁

- **上眼窩裂** superior orbital fissure (79)　中頭蓋窩と交通する (31)。動眼神経，滑車神経，外転神経，眼神経，上眼静脈が通る。
- **下眼窩裂** inferior orbital fissure (80)　翼口蓋窩，側頭下窩と交通する。眼窩下神経，頬骨神経，下眼静脈が通る。

下壁

- **眼窩下溝** infra-orbital groove (81)

    眼窩下神経，眼窩下動・静脈が通る。**眼窩下管** infra-orbital canal に続き，**眼窩下孔** infra-orbital foramen (82) に開口する。

内側壁

- **前篩骨孔** anterior ethmoidal foramen

    前篩骨神経および動静脈がこの孔を通って頭蓋腔に入る。そののち篩板の前内側の孔を通って鼻腔に抜ける。

- **後篩骨孔** posterior ethmoidal foramen

    後篩骨神経および動静脈がこの孔を通って篩骨蜂巣に向かう。

- **涙嚢窩** fossa for lacrimal sac (83)

    涙は涙小管から排出され，涙嚢を経て鼻涙管に流れる。内眼角の眼瞼縁には涙小管の開口部があり，涙点という。

- **鼻涙管** nasolacrimal canal (84)

    この中を粘膜からなる鼻涙管 nasolacrimal duct が通り，下鼻道に開く（ワサビが目にしみ，涙が鼻汁に混じる解剖学的理由）。

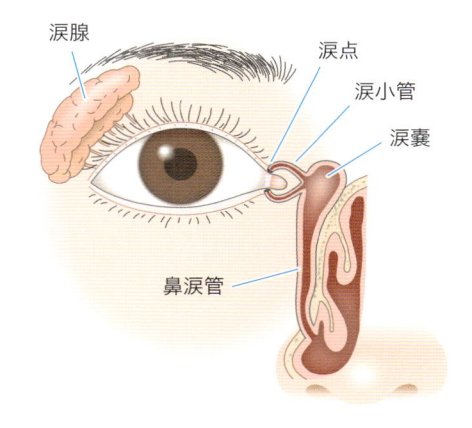

2-2. 頬骨弓 zygomatic arch

◆ 頬骨弓は，頬骨の**側頭突起** temporal process (85) と側頭骨の**頬骨突起** zygomatic process (86) からなる。自分の身体で触れ，その張り具合を隣人と比べてみよう。

◆ **頬骨眼窩孔** zygomatico-orbital foramen

頬骨神経が通る。この神経は頬骨の内部で頬骨顔面枝と頬骨側頭枝に分かれ，それぞれ同名の孔（**頬骨顔面孔**と**頬骨側頭孔**）から出て皮下に分布する。

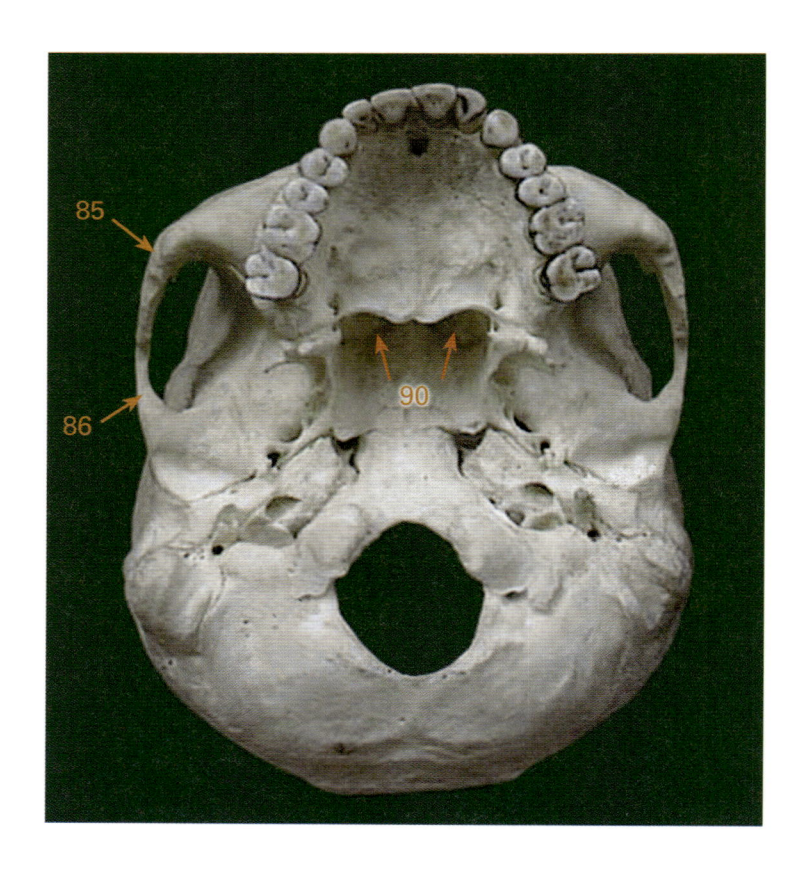

2-3. 鼻腔 bony nasal cavity

- ◆ 梨状口 piriform aperture (87)　鼻骨と上顎骨で囲まれた西洋梨形の開口部。生体では鼻軟骨で覆われている。

- ◆ 鼻骨 nasal bone (88)　左右一対ある。この骨の傾斜が、いわゆる鼻の高さを決める。

- ◆ ナジオン nasion (89)　鼻骨と前頭骨との交点（鼻根点）。頭蓋計測の基準点のひとつ。生体で触れるのは難しい。

- ◆ 後鼻孔 choana (90)　咽頭への開口部。

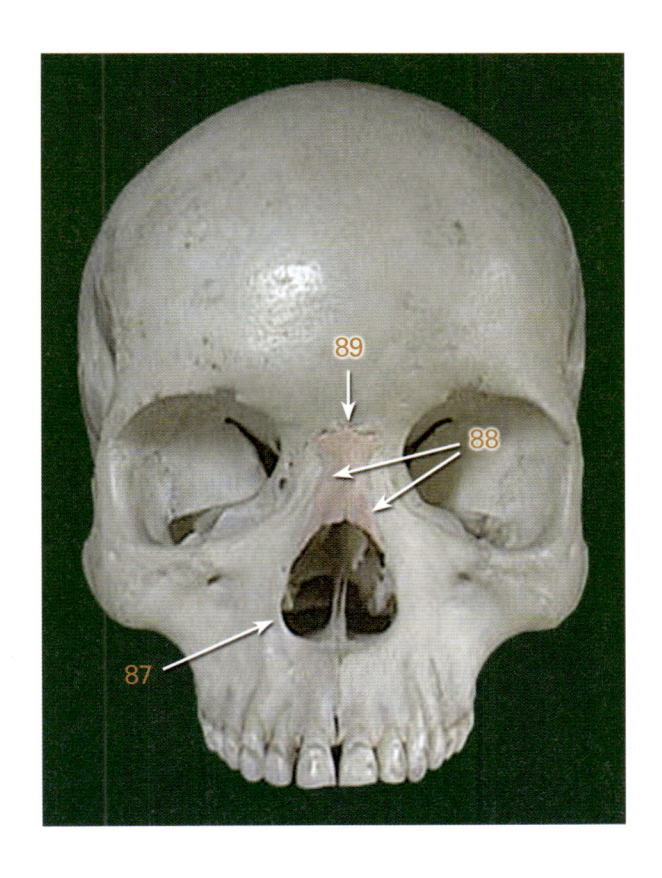

下壁

- 前方は**上顎骨** maxilla (91)，後方は**口蓋骨** palatine bone (92) からなる。

- **骨鼻中隔** bony nasal septum (93)
  鼻腔を左右に隔てる。**篩骨** ethmoidal bone の**垂直板** (94) と**鋤骨** vomer (95) からなり，生体では前方に鼻中隔軟骨が付く。
  鼻中隔は往々にして弯曲し，左右どちらかの鼻腔が狭くなっていることが多い。

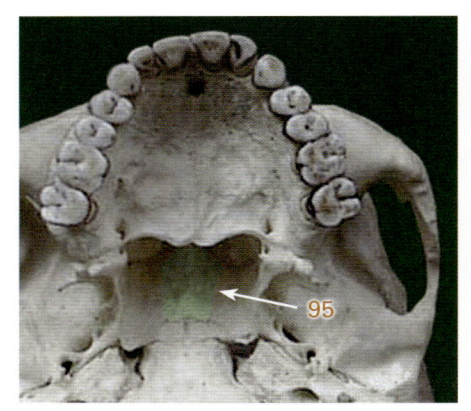

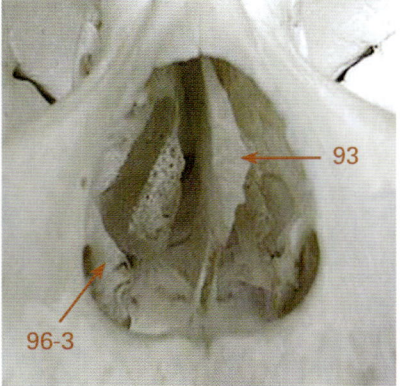

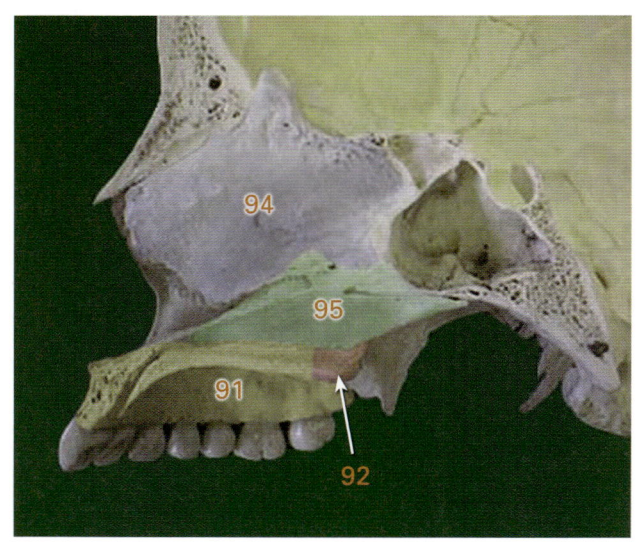

外側壁

◆ 上鼻甲介 superior nasal concha (96-1)
　中鼻甲介 middle nasal concha (96-2)
　下鼻甲介 inferior nasal concha (96-3)

　　鼻甲介とは，鼻腔の外側壁からひさしのように張り出した部分をいう。上鼻甲介と中鼻甲介は篩骨の突出であるが，下鼻甲介は独立した骨であることに注意しよう。

◆ 上鼻道 superior nasal meatus (97-1)
　中鼻道 middle nasal meatus (97-2)
　下鼻道 inferior nasal meatus (97-3)

　　各鼻甲介の下方は，空気の通路となっている。鼻甲介があることで粘膜の表面積が増し，吸気を効率よく加温・加湿することができる。

◆ 鼻咽道 nasopharyngeal meatus (98)　鼻甲介と後鼻孔 (90) の間。

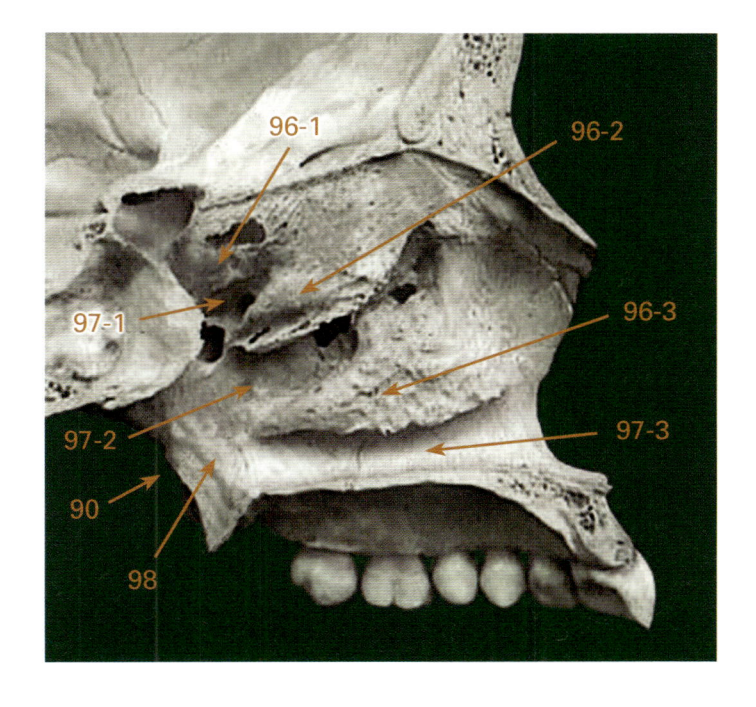

以下の部分は中鼻甲介のかげにあるので，折半標本を前下方から覗いてみるとよく観察できる。

◆ 篩骨胞 ethmoidal bulla (99)　中鼻道の上外側壁のふくらみ。篩骨洞の前下部によってできる。
◆ 鉤状突起 uncinate process (100)　篩骨から後下方へ向かう突起。
◆ 半月裂孔 semilunar hiatus (101)

　篩骨胞と鉤状突起の間の裂け目。ここに以下の副鼻腔が開口する。
　①前頭洞が上端部に開口し，中鼻道に開く。
　②上顎洞が外側壁に開口し，中鼻道に開く。
　③篩骨洞の前部が半月裂孔を通じて中鼻道に開く。中部は篩骨胞の表面から中鼻道に開く。後部は上鼻道に開口する。

◆ 蝶口蓋孔 sphenopalatine foramen (102)

　鼻腔と翼口蓋窩を連絡する。翼口蓋神経節からの内側・外側上後鼻枝，蝶口蓋動脈が通る。

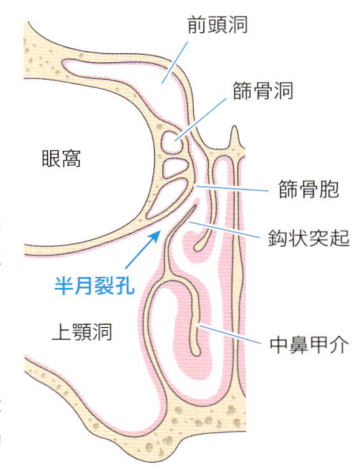

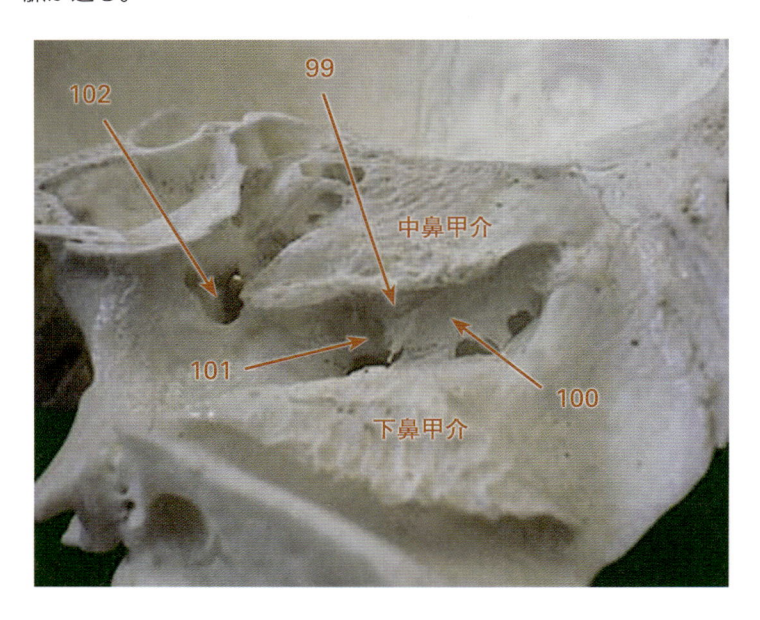

2-4. 骨口蓋 bony palate

- **上顎骨** maxilla (91) と**口蓋骨** palatine bone (92) からなる。
- **横口蓋縫合** transverse palatine suture (105)　上顎骨と口蓋骨の縫合
- **正中口蓋縫合** median palatine suture (106)　骨口蓋の左右間の縫合
- **切歯縫合** incisive suture（成人では消失している）
  切歯骨 incisive bone は胎児期にみられ，生後，上顎骨の先端部と癒合する。多くの哺乳類では終生独立しているこの骨が，ヒトにもあることをゲーテが記載した。
- **歯** teeth　第三大臼歯がはえている，埋没している，歯芽もない割合はそれぞれ 1/3 くらいという。

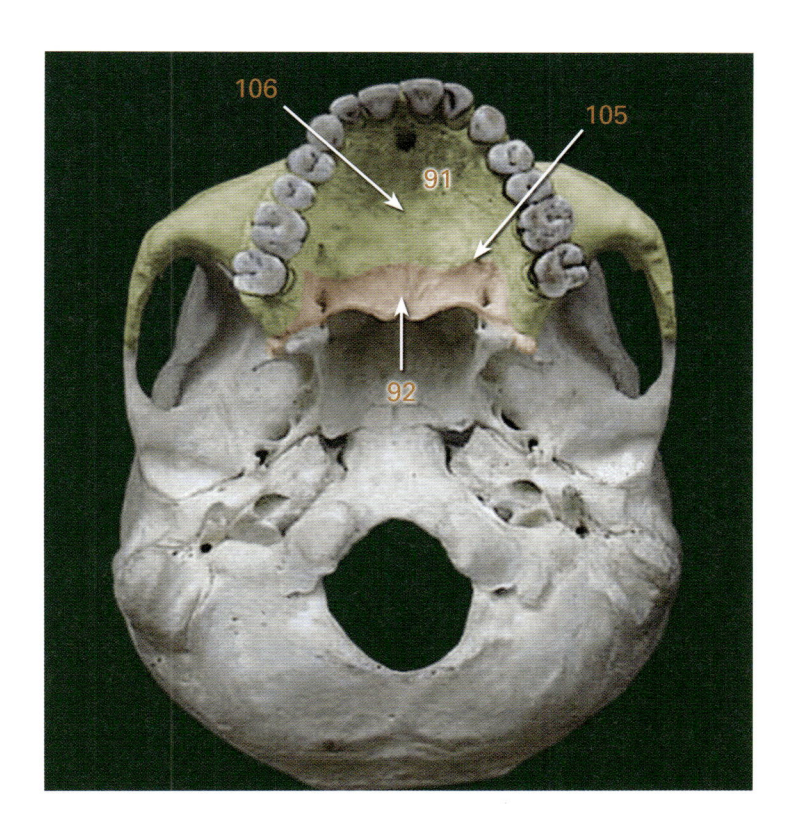

- ◆ **切歯窩** incisive fossa (107)　　正中部にあり，切歯管が開口する。
- ◆ **切歯管** incisive canal (108)　　鼻腔と口腔を連絡する。鼻口蓋神経（翼口蓋神経節の内側上後鼻枝の枝），鼻口蓋動脈（蝶口蓋動脈の枝）が通る。
- ◆ **大口蓋孔** greater palatine foramen (109)

    大口蓋管 greater palatine canal の開口部。大口蓋神経（翼口蓋神経節からの知覚性・副交感性神経），下行口蓋動脈（大・小口蓋動脈に分かれる）が通る。

- ◆ **小口蓋孔** lesser palatine foramina (110)

    小口蓋管 lesser palatine canals は大口蓋管から分かれて小口蓋孔に開口する。小口蓋神経（翼口蓋神経節からの知覚性・副交感性神経），小口蓋動脈が通る。

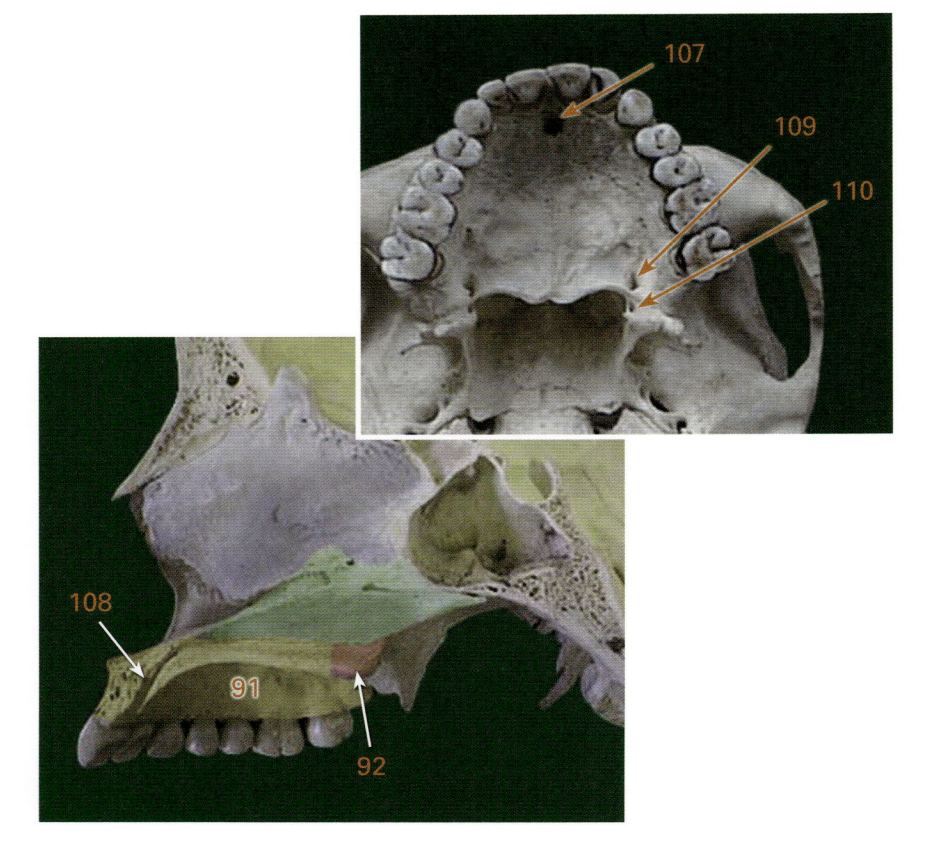

2-5. 翼口蓋窩とその周辺

- **翼状突起** pterygoid process　蝶形骨の下方への突出部
  外側板 lateral plate (111) と**内側板** medial plate (112) からなる。
  　外側板の外面から外側翼突筋が起こり，外側板と内側板の間の**翼突窩** pterygoid fossa (113) から内側翼突筋が起こる。
  翼突鈎 pterygoid hamulus (114)　内側板の尖端。口蓋帆張筋が巡る。

- **翼口蓋窩** pterygopalatine fossa (115)　外側板と上顎骨の間のくぼみ。以下の孔によって各部と連絡する。孔に釣糸などを通して確認しよう。

①**翼突管** pterygoid canal (116)；翼状突起の基部を貫き，後方（外頭蓋底）へ向かう。翼突管神経が通る。

②正円孔；後上方（中頭蓋窩）へ
③下眼窩裂；前上方（眼窩）へ
④大口蓋管；下方（口腔）へ
⑤蝶口蓋孔；内側方（鼻腔）へ

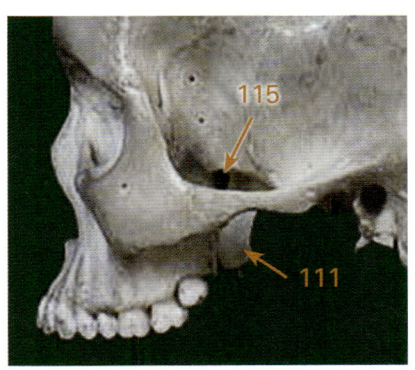

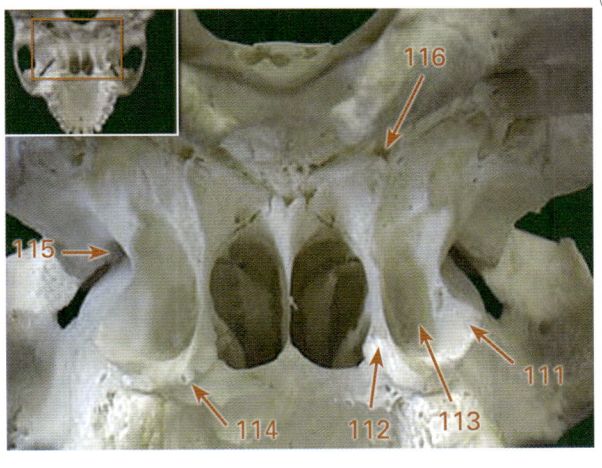

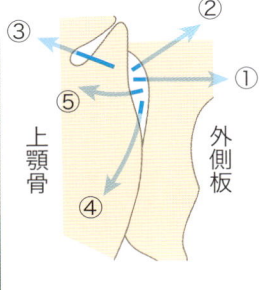

2-6. 下顎骨 (かがくこつ) mandible

- 下顎骨の水平の部分を**下顎体** (かがくたい) body of mandible (117)，垂直の部分を**下顎枝** (かがくし) ramus of mandible (118) という。
- **下顎角** (かがくかく) angle of mandible (119)　下顎体と下顎枝のなす角。自分の身体で触れてみよう。
- **オトガイ隆起** (りゅうき) mental protuberance (120)　下顎体の前面の正中部にある隆起。ヒトに特有のもの。下外方に一対の**オトガイ結節** mental tubercle があるが，境界は不明瞭である。
- **オトガイ孔** (こう) mental foramen (121)　下顎管の開口部。下歯槽神経と下歯槽動・静脈は，この孔を出てオトガイ神経，オトガイ動・静脈となって皮下に分布する。
- **関節突起** (かんせつとっき) condylar process (122)　突起の先端を**下顎頭** (かがくとう) (123) といい，側頭骨と顎関節をつくる〔100ページ参照〕。
- **筋突起** (きんとっき) coronoid process (124)　側頭筋が停止する。

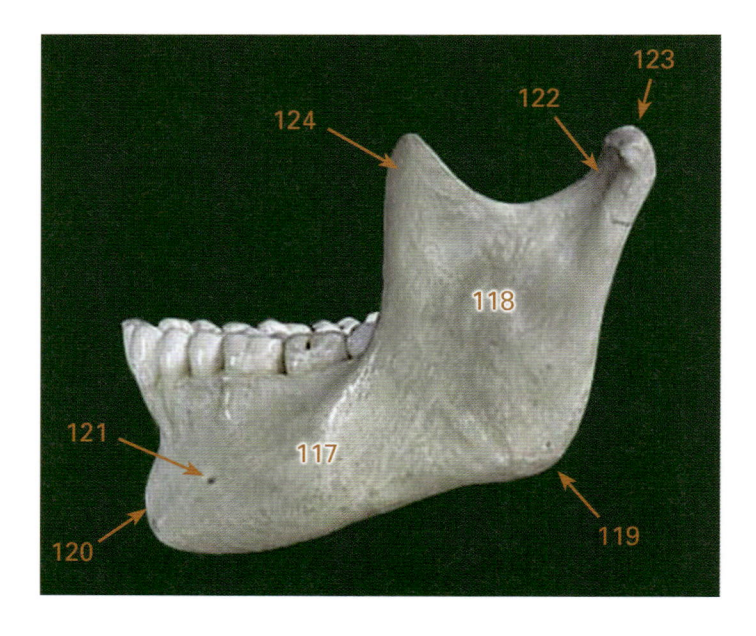

下顎骨

- ◆ **翼突筋窩** pterygoid fovea (125)　外側翼突筋が停止する。
- ◆ **翼突筋粗面** pterygoid tuberosity (126)　内側翼突筋が停止する。
- ◆ **下顎孔** mandibular foramen (127)　下顎管の入口
- ◆ **下顎管** mandibular canal

  下歯槽神経（三叉神経第3枝の下顎神経の枝），下歯槽動・静脈（顎動・静脈の枝）がオトガイ孔に抜ける。

- ◆ **顎舌骨筋線** mylohyoid line (128)　顎舌骨筋の起始部。
- ◆ **顎舌骨筋神経溝** mylohyoid groove (129)

  顎舌骨筋神経（下歯槽神経が下顎管に入る直前で分枝），下歯槽動・静脈の顎舌骨筋枝（下歯槽動・静脈が下顎管に入る直前で分枝）が通る。

- ◆ **上・下オトガイ棘** superior/inferior mental spine (130)

  上下に並ぶ2対の小さな突起。上の棘にオトガイ舌筋が，下の棘にオトガイ舌骨筋が付く。

- ◆ **二腹筋窩** digastric fossa (131)　顎二腹筋の前腹が付く。

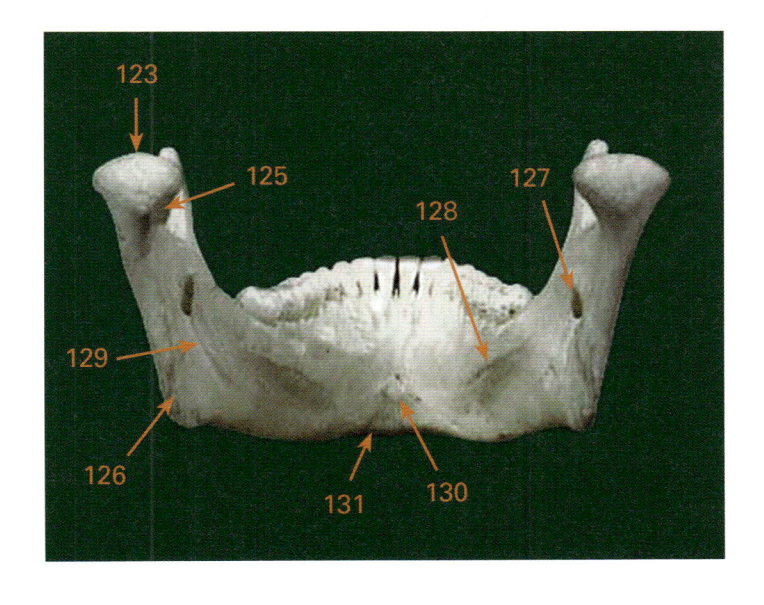

2-7. 舌骨 (ぜっこつ) hyoid bone

舌骨は，前頸部で甲状軟骨（のどぼとけ）のすぐ上にある。自分の身体で触れてみよう。

◆ 体 (たい) body (132)　　前面の扁平な部分。
◆ 大角 (だいかく) greater horn (133)　　体の左右から後上方へのびる部分。
◆ 小角 (しょうかく) lesser horn　　茎突舌骨靱帯が付く小さな突起。

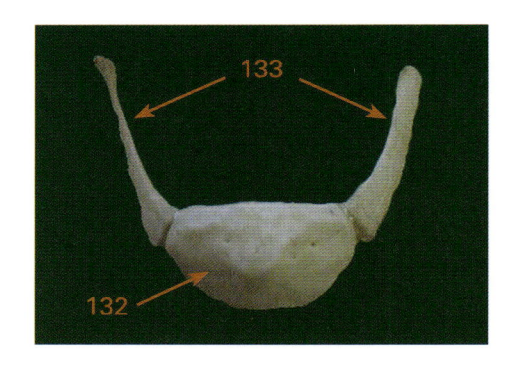

舌骨には多くの筋が停止する。そのなかで頭蓋から起こる筋を舌骨上筋，甲状軟骨や胸骨から起こる筋を舌骨下筋と呼ぶ。これらの筋の働きで嚥下(えんげ)運動が行われる。ものを飲み込むとき舌骨がどう動くか，確かめよう。

舌骨は胎生期の鰓弓(さいきゅう)に由来する。第2鰓弓の軟骨（ライヘルト軟骨）の腹側端から舌骨小角と舌骨体の上部ができる。第3鰓弓の軟骨から舌骨大角と舌骨体の下部ができる。

参考

頭蓋にみられるたくさんの穴や裂け目や溝には意味があることがわかったと思う。これらを交通する構造物の解剖は，解剖実習でも大変めんどうなところである。

ここでは，いくつかの脳神経から分泌腺に行く副交感神経の経路をまとめてみた。その経路を針金などを使って追ってみよう。[ ]内は骨学上の構造物である。

1. **舌咽神経から耳下腺へ**

   舌咽神経 → 鼓室神経 → [鼓室神経小管] → 鼓室神経叢 → [鼓室] → 小錐体神経 → [小錐体神経溝] → [蝶錐体裂] → [卵円孔] → 耳神経節 → 耳下腺

2. **顔面神経から顎下腺，舌下腺へ**

   顔面神経 → 鼓索神経 → [鼓索神経小管] → [鼓室] → [錐体鼓室裂] → 舌神経 → 顎下神経節 → 顎下腺，舌下腺

3. **顔面神経から涙腺へ**

   顔面神経 → 大錐体神経 → [大錐体神経溝] → [破裂孔] → [翼突管] → 翼突管神経 → 翼口蓋神経節 → [下眼窩裂] → 涙腺神経 → 涙腺

なお，ここに述べた神経，神経叢，神経節との交通は肉眼的なもので，必ずしもニューロンが神経接合しているわけではない。

索引

名称	よみがな	英語	ページ
鞍背	あんぱい	dorsum sellae	91
インカ骨	いんかこつ	inca bone	85
烏口上腕靱帯	うこうじょうわんじんたい	coracohumeral ligament	35
烏口突起	うこうとっき	coracoid process	30
S状洞溝	えすじょうどうこう	groove for sigmoid sinus	95
遠位指節間関節	えんいしせつかんかんせつ	distal interphalangeal joint	49
円錐靱帯結節	えんすいじんたいけっせつ	conoid tubercle	26
横口蓋縫合	おうこうがいほうごう	transverse palatine suture	109
横線（仙骨の）	おうせん	transverse ridges	16
横足弓	おうそくきゅう	transverse arch	81
横足根関節	おうそくこんかんせつ	transverse tarsal joint	78
横洞溝	おうどうこう	groove for transverse sinus	95
横突起	おうとっき	transverse process	8
横突孔	おうとつこう	foramen transversarium	9
横突肋骨窩	おうとつろっこつか	transverse costal facet	14
オトガイ棘	おとがいきょく	mental spine	113
オトガイ結節	おとがいけっせつ	mental tubercle	112
オトガイ孔	おとがいこう	mental foramen	112
オトガイ隆起	おとがいりゅうき	mental protuberance	112
下角（肩甲骨の）	かかく	inferior angle	28
下顎窩	かがくか	mandibular fossa	87, 100
下顎角	かがくかく	angle of mandible	112
下顎管	かがくかん	mandibular canal	113
下顎孔	かがくこう	mandibular foramen	113
下顎骨	かがくこつ	mandible	112
下顎枝	かがくし	ramus of mandible	112
下顎体	かがくたい	body of mandible	112
下顎頭	かがくとう	head of mandible	112
下眼窩裂	かがんかれつ	inferior orbital fissure	103
下関節突起	かかんせつとっき	inferior articular process	7
下関節面（環椎の）	かかんせつめん	inferior articular surface	11
下項線	かこうせん	inferior nuchal line	86
下後腸骨棘	かこうちょうこつきょく	posterior inferior iliac spine	55
下肢帯	かしたい	pelvic girdle	51
下垂体窩	かすいたいか	hypophysial fossa	91
下前腸骨棘	かぜんちょうこつきょく	anterior inferior iliac spine	55
下側頭線	かそくとうせん	inferior temporal line	86
下橈尺関節	かとうしゃくかんせつ	distal radio-ulnar joint	43
下鼻甲介	かびこうかい	inferior nasal concha	107
下鼻道	かびどう	inferior nasal meatus	107

名称	よみがな	英語	ページ
顆管	かかん	condylar canal	96
顆間隆起	かかんりゅうき	intercondylar eminence	71
解剖頚	かいぼうけい	anatomical neck	34
外果	がいか	lateral malleolus	74
外後頭隆起	がいこうとうりゅうき	external occipital protuberance	86
外耳孔	がいじこう	external acoustic opening	87
外耳道	がいじどう	external acoustic meatus	87
外側縁（肩甲骨の）	がいそくえん	lateral border	28
外側顆（大腿骨の）	がいそくか	lateral condyle	68
外側顆（脛骨の）	がいそくか	lateral condyle	71
外側角（肩甲骨の）	がいそくかく	lateral angle	28
外側環軸関節	がいそくかんじくかんせつ	lateral atlanto-axial joint	11
外側楔状骨	がいそくけつじょうこつ	lateral cuneiform bone	77
外側上顆（上腕骨の）	がいそくじょうか	lateral epicondyle	37
外側上顆（大腿骨の）	がいそくじょうか	lateral epicondyle	68
外側唇（粗線の）	がいそくしん	lateral lip	67
外側仙骨稜	がいそくせんこつりょう	lateral sacral crest	16
外側側副靱帯（膝関節の）	がいそくそくふくじんたい	fibular collateral ligament	68
外側板（翼状突起の）	がいそくばん	lateral plate	111
外側半月	がいそくはんげつ	lateral meniscus	68
外頭蓋底	がいとうがいてい	external surface of cranial base	96
顎関節	がくかんせつ	temporomandibular joint	100
顎舌骨筋神経溝	がくぜっこつきんしんけいこう	mylohyoid groove	113
顎舌骨筋線	がくぜっこつきんせん	mylohyoid line	113
滑車上孔	かっしゃじょうこう	supratrochlear foramen	39
滑車切痕	かっしゃせっこん	trochlear notch	45
寛骨	かんこつ	hip bone	52
寛骨臼	かんこつきゅう	acetabulum	52
寛骨臼横靱帯	かんこつきゅうおうじんたい	transverse acetabular ligament	52
寛骨臼窩	かんこつきゅうか	acetabular fossa	52
寛骨臼切痕	かんこつきゅうせっこん	acetabular notch	52
冠状縫合	かんじょうほうごう	coronal suture	85
関節窩（肩甲骨の）	かんせつか	glenoid cavity	29
関節窩（橈骨の）	かんせつか	articular facet	41
関節下結節（肩甲骨の）	かんせつかけっせつ	infraglenoid tubercle	29
関節環状面（橈骨の）	かんせつかんじょうめん	articular circumference	41
関節上結節（肩甲骨の）	かんせつじょうけっせつ	supraglenoid tubercle	29
関節上腕靱帯	かんせつじょうわんじんたい	glenohumeral ligaments	35
関節突起（下顎骨の）	かんせつとっき	condylar process	112

名称	よみがな	英語	ページ
環椎	かんつい	atlas	10
環椎後頭関節	かんついこうとうかんせつ	atlanto-occipital joint	11, 96
眼窩	がんか	orbit	101
眼窩下管	がんかかかん	infra-orbital canal	103
眼窩下孔	がんかかこう	infra-orbital foramen	103
眼窩下溝	がんかかこう	infra-orbital groove	103
眼窩上孔	がんかじょうこう	supra-orbital foramen	102
眼窩上切痕	がんかじょうせっこん	supra-orbital notch	102
顔面神経管	がんめんしんけいかん	facial canal	98, 99
基節骨（手の）	きせつこつ	proximal phalanx	49
基節骨（足の）	きせつこつ	proximal phalanx	80
弓状線（腸骨の）	きゅうじょうせん	aucuate line	54, 59
弓状隆起（錐体の）	きゅうじょうりゅうき	arcuate eminence	93
距骨	きょこつ	talus	77
距骨下関節	きょこつかかんせつ	subtalar joint	78
距骨滑車	きょこつかっしゃ	trochlea of talus	77
距踵舟関節	きょしょうしゅうかんせつ	talocalcaneonavicular joint	78
距腿関節	きょたいかんせつ	ankle joint	77
胸郭	きょうかく	thoracic cage	20
胸郭下口	きょうかくかこう	inferior thoracic aperture	20
胸郭上口	きょうかくじょうこう	superior thoracic aperture	20
胸骨	きょうこつ	sternum	21
胸骨下角	きょうこつかかく	subcostal angle	20
胸骨角	きょうこつかく	sternal angle	21
胸骨体	きょうこつたい	body of sternum	21
胸骨端	きょうこつたん	sternal end	26
胸骨柄	きょうこつへい	manubrium of sternum	21
胸鎖関節	きょうさかんせつ	sternoclavicular joint	21, 26
胸椎	きょうつい	thoracic vertebrae	14
頬骨	きょうこつ	zygomatic bone	101
頬骨眼窩孔	きょうこつがんかこう	zygomatico-orbital foramen	104
頬骨顔面孔	きょうこつがんめんこう	zygomaticofacial foramen	104
頬骨弓	きょうこつきゅう	zygomatic arch	104
頬骨側頭孔	きょうこつそくとうこう	zygomaticotemporal foramen	104
頬骨突起	きょうこつとっき	zygomatic process	104
棘下窩	きょくかか	infraspinous fossa	30
棘孔	きょくこう	foramen spinosum	93, 99
棘上窩	きょくじょうか	supraspinous fossa	30
棘突起	きょくとっき	spinous process	8
近位指節間関節	きんいしせつかんかんせつ	proximal interphalangeal joint	49

名称	よみがな	英語	ページ
筋耳管管	きんじかんかん	musculotubal canal	99
筋突起（下顎骨の）	きんとっき	coronoid process	112
クモ膜顆粒小窩	くもまくかりゅうしょうか	granular foveolae	88
外科頸	げかけい	surgical neck	36
鶏冠	けいかん	crista galli	90
脛骨	けいこつ	tibia	71
脛骨粗面	けいこつそめん	tibial tuberosity	72
脛骨体	けいこつたい	shaft of tibia	72
脛腓関節	けいひかんせつ	tibiofibular joint	71
脛腓靭帯結合	けいひじんたいけつごう	tibiofibular syndesmosis	73
茎状突起	けいじょうとっき	styloid process	97
茎乳突孔	けいにゅうとつこう	stylomastoid foramen	98
頸静脈孔	けいじょうみゃくこう	jugular foramen	95, 98
頸椎	けいつい	cervical vertebrae	9
頸動脈管	けいどうみゃくかん	carotid canal	92, 98
頸動脈結節	けいどうみゃくけっせつ	carotid tubercle	12
頸肋	けいろく	cervical rib	13
楔舟関節	けつしゅうかんせつ	cuneonavicular joint	78
結節間溝	けっせつかんこう	intertubercular sulcus	35
月状骨	げつじょうこつ	lunate bone	47
月状面	げつじょうめん	lunate surface	52
肩関節	けんかんせつ	shoulder joint	35
肩甲棘	けんこうきょく	spine of scapula	30
肩甲骨	けんこうこつ	scapula	28
肩甲切痕	けんこうせっこん	suprascapular notch	30
肩鎖関節	けんさかんせつ	acromioclavicular joint	26
肩峰	けんぽう	acromion	30
肩峰端	けんぽうたん	acromial end	26
剣状突起	けんじょうとっき	xiphoid process	21
股関節	こかんせつ	hip joint	53, 65
鼓室神経小管	こしつしんけいしょうかん	tympanic canaliculus	98
鼓膜張筋半管	こまくちょうきんはんかん	canal for tensor tympani	99
口蓋骨	こうがいこつ	palatine bone	101, 106, 109
岬角（仙骨の）	こうかく	promontory	59
後結節（頸椎の）	こうけっせつ	posterior tubercle	9
後篩骨孔	こうしこつこう	posterior ethmoidal foramen	103
後十字靭帯	こうじゅうじじんたい	posterior cruciate ligament	68
後仙骨孔	こうせんこつこう	posterior sacral foramina	16
後頭顆	こうとうか	occipital condyle	96
後頭蓋窩	こうとうがいか	posterior cranial fossa	94

名称	よみがな	英語	ページ
後頭骨	こうとうこつ	occipital bone	94
後頭動脈溝	こうとうどうみゃくこう	occipital groove	97
後鼻孔	こうびこう	choana	105
後弯	こうわん	kyphosis	5
鈎状突起 (篩骨の)	こうじょうとっき	uncinate process	108
鈎状突起 (尺骨の)	こうじょうとっき	coronoid process	45
鈎突窩	こうとつか	coronoid fossa	39
骨間縁 (脛骨の)	こつかんえん	interosseous border	72
骨口蓋	こつこうがい	bony palate	109
骨盤	こつばん	pelvis	59
骨盤上口	こつばんじょうこう	pelvic inlet	59
骨鼻中隔	こつびちゅうかく	bony nasal septum	106
鎖骨	さこつ	clavicle	26
鎖骨下静脈溝	さこつかじょうみゃくこう	groove for subclavian vein	24
鎖骨下動脈溝	さこつかどうみゃくこう	groove for subclavian artery	24
鎖骨切痕	さこつせっこん	clavicular notch	21
坐骨	ざこつ	ischium	56
坐骨棘	ざこつきょく	ischial spine	56
坐骨結節	ざこつけっせつ	ischial tuberosity	56
坐骨体	ざこつたい	body of ischium	52
載距突起	さいきょとっき	sustentaculum tali	76
最上項線	さいじょうこうせん	highest nuchal line	86
三角筋粗面	さんかくきんそめん	deltoid tuberosity	36
三角骨	さんかくこつ	triquetrum bone	47
三叉神経圧痕	さんさしんけいあっこん	trigeminal impression	93
歯	し	teeth	109
歯突起	しとっき	dens	10
指圧痕	しあっこん	impressions of cerebral gyri	90
指骨	しこつ	phalanges	49
指節間関節	しせつかんかんせつ	interphalangeal joints	49
趾骨	しこつ	phalanges of foot	80
篩骨	しこつ	ethmoidal bone	90, 101
篩骨洞 [篩骨蜂巣]	しこつどう [しこつほうそう]	ethmoidal cells	108
篩骨胞	しこつほう	ethmoidal bulla	108
篩板	しばん	cribriform plate	90
矢状縫合	しじょうほうごう	sagittal suture	85
視神経管	ししんけいかん	optic canal	91, 102
耳管溝	じかんこう	sulcus of auditory tube	99
耳管半管	じかんはんかん	canal for auditory tube	99
耳状面 (仙骨の)	じじょうめん	auricular surface	17

名称	よみがな	英語	ページ
耳状面（腸骨の）	じじょうめん	auricular surface	54
軸椎	じくつい	axis	10
膝蓋骨	しつがいこつ	patella	70
膝蓋面	しつがいめん	patellar surface	68
膝関節	しつかんせつ	knee joint	69
斜台	しゃだい	clivus	94
尺骨	しゃくこつ	ulna	44
尺骨茎状突起	しゃくこつけいじょうとっき	ulnar styloid process	46
尺骨神経溝	しゃくこつしんけいこう	groove for ulnar nerve	39
尺骨切痕	しゃくこつせっこん	ulnar notch	43
尺骨粗面	しゃくこつそめん	ulnar tuberosity	45
尺骨頭	しゃくこつとう	head of ulna	46
手根間関節	しゅこんかんかんせつ	intercarpal joints	48
手根関節面	しゅこんかんせつめん	carpal articular surface	42
手根溝	しゅこんこう	carpal groove	47
手根骨	しゅこんこつ	carpal bones	47
手根中央関節	しゅこんちゅうおうかんせつ	midcarpal joint	48
手根中手関節	しゅこんちゅうしゅかんせつ	carpometacarpal joints	48
種子骨	しゅしこつ	sesamoid bones	49
舟状骨（手の）	しゅうじょうこつ	scaphoid bone	47
舟状骨（足の）	しゅうじょうこつ	navicular bone	77
縦足弓	じゅうそくきゅう	longitudinal arch	81
鋤骨	じょこつ	vomer	106
小角（舌骨の）	しょうかく	lesser horn	114
小結節（上腕骨の）	しょうけっせつ	lesser tubercle	34
小結節稜	しょうけっせつりょう	crest of lesser tubercle	34
小口蓋孔	しょうこうがいこう	lesser palatine foramina	110
小骨盤	しょうこつばん	lesser pelvis	59
小坐骨孔	しょうざこつこう	lesser sciatic foramen	57
小坐骨切痕	しょうざこつせっこん	lesser sciatic notch	57
小泉門	しょうせんもん	posterior fontanelle	85
小転子	しょうてんし	lesser trochanter	66
小菱形骨	しょうりょうけいこつ	trapezoid bone	47
踵骨	しょうこつ	calcaneus	76
踵骨隆起	しょうこつりゅうき	calcaneal tuberosity	76
踵立方関節	しょうりっぽうかんせつ	calcaneocuboid joint	78
上角（肩甲骨の）	じょうかく	superior angle	28
上顎骨	じょうがくこつ	maxilla	101, 106, 109
上顎洞	じょうがくどう	maxillary sinus	108
上眼窩裂	じょうがんかれつ	superior orbital fissure	91, 103

名称	よみがな	英語	ページ
上関節突起	じょうかんせつとっき	superior articular process	7
上関節面（環椎の）	じょうかんせつめん	superior articular surface	11
上項線	じょうこうせん	superior nuchal line	86
上後腸骨棘	じょうこうちょうこつきょく	posterior superior iliac spine	55
上矢状洞溝	じょうしじょうどうこう	groove for superior sagittal sinus	88
上肢帯	じょうしたい	shoulder girdle	25
上前腸骨棘	じょうぜんちょうこつきょく	anterior superior iliac spine	55
上側頭線	じょうそくとうせん	superior temporal line	86
上橈尺関節	じょうとうしゃくかんせつ	proximal radio-ulnar joint	41
上鼻甲介	じょうびこうかい	superior nasal concha	107
上鼻道	じょうびどう	superior nasal meatus	107
上腕骨	じょうわんこつ	humerus	34
上腕骨滑車	じょうわんこつかっしゃ	trochlea of humerus	37
上腕骨小頭	じょうわんこつしょうとう	capitulum of humerus	38
上腕骨体	じょうわんこつたい	shaft of humerus	36
上腕骨頭	じょうわんこつとう	head of humerus	34
錐体（側頭骨の）	すいたい	pyramis	93
錐体鼓室裂	すいたいこしつれつ	petrotympanic fissure	99
垂直板（篩骨の）	すいちょくばん	perpendicular plate	106
正円孔	せいえんこう	foramen rotundum	92
正中環軸関節	せいちゅうかんじくかんせつ	median atlanto-axial joint	11
正中口蓋縫合	せいちゅうこうがいほうごう	median palatine suture	109
正中仙骨稜	せいちゅうせんこつりょう	median sacral crest	16
脊柱管	せきちゅうかん	vertebral canal	6
切歯窩	せっしか	incisive fossa	110
切歯管	せっしかん	incisive canal	110
切歯骨	せっしこつ	incisive bone	109
切歯縫合	せっしほうごう	incisive suture	109
舌下神経管	ぜっかしんけいかん	hypoglossal canal	94
舌骨	ぜっこつ	hyoid bone	114
舌骨体	ぜっこつたい	body of hyoid bone	114
仙骨	せんこつ	sacrum	16
仙腸関節	せんちょうかんせつ	sacro-iliac joint	17, 54
仙椎	せんつい	sacral vertebrae	16
前鋸筋粗面	ぜんきょきんそめん	tuberosity for serratus anterior	24
前結節（頸椎の）	ぜんけっせつ	anterior tubercle	9
前篩骨孔	ぜんしこつこう	anterior ethmoidal foramen	103
前斜角筋結節	ぜんしゃかくきんけっせつ	scalene tubercle	24
前十字靱帯	ぜんじゅうじじんたい	anterior cruciate ligament	68

名称	よみがな	英語	ページ
前仙骨孔	ぜんせんこつこう	anterior sacral foramina	16
前庭小管外口	ぜんていしょうかんがいこう	external opening of vestibular canaliculus	93
前殿筋線	ぜんでんきんせん	anterior gluteal line	55
前頭蓋窩	ぜんとうがいか	anterior cranial fossa	90
前頭結節	ぜんとうけっせつ	frontal tuber	85
前頭孔	ぜんとうこう	frontal foramen	102
前頭骨	ぜんとうこつ	frontal bone	90, 101
前頭切痕	ぜんとうせっこん	frontal notch	102
前頭洞	ぜんとうどう	frontal sinus	108
前頭縫合	ぜんとうほうごう	frontal suture	85
前弯	ぜんわん	lordosis	5
粗線	そせん	linea aspera	67
足根骨	そくこんこつ	tarsal bones	76
足根中足関節	そくこんちゅうそくかんせつ	tarsometatarsal joints	79
側頭骨	そくとうこつ	temporal bone	91, 94
側頭突起	そくとうとっき	temporal process	104
側弯	そくわん	scoliosis	5
大角(舌骨の)	だいかく	greater horn	114
大結節(上腕骨の)	だいけっせつ	greater tubercle	34
大結節稜	だいけっせつりょう	crest of greater tubercle	34
大口蓋孔	だいこうがいこう	greater palatine foramen	110
大[後頭]孔	だい[こうとう]こう	foramen magnum	94
大骨盤	だいこつばん	greater pelvis	59
大坐骨孔	だいざこつこう	greater sciatic foramen	56
大坐骨切痕	だいざこつせっこん	greater sciatic notch	56
大錐体神経溝	だいすいたいしんけいこう	groove for greater petrosal nerve	92
大泉門	だいせんもん	anterior fontanelle	85
大腿骨	だいたいこつ	femur, thigh bone	64
大腿骨顆	だいたいこつか	condylus femoris	68
大腿骨頚	だいたいこつけい	neck of femur	66
大腿骨頭	だいたいこつとう	head of femur	65
大腿骨頭窩	だいたいこつとうか	fovea for ligament of head	65
大転子	だいてんし	greater trochanter	66
大菱形骨	だいりょうけいこつ	trapezium bone	47
恥骨	ちこつ	pubis	58
恥骨下角	ちこつかかく	subpubic angle	59
恥骨下枝	ちこつかし	inferior pubic ramus	58
恥骨弓	ちこつきゅう	pubic arch	59

名称	よみがな	英語	ページ
恥骨筋線	ちこつきんせん	pectineal line	67
恥骨結合	ちこつけつごう	pubic symphysis	58
恥骨結合面	ちこつけつごうめん	symphysial surface	58
恥骨結節	ちこつけっせつ	pubic tubercle	58
恥骨櫛	ちこつしつ	pectineal line	58, 59
恥骨上枝	ちこつじょうし	superior pubic ramus	52, 58
恥骨大腿靱帯	ちこつだいたいじんたい	pubofemoral ligament	53
中間楔状骨	ちゅうかんけつじょうこつ	middle cuneiform bone	77
中間仙骨稜	ちゅうかんせんこつりょう	intermediate sacral crest	16
中手間関節	ちゅうしゅかんかんせつ	intermetacarpal joints	48
中手骨	ちゅうしゅこつ	metacarpals	48
中手指節関節	ちゅうしゅしせつかんせつ	metacarpophalangeal joints	49
中節骨 (手の)	ちゅうせつこつ	middle phalanx	49
中節骨 (足の)	ちゅうせつこつ	middle phalanx	80
中足間関節	ちゅうそくかんかんせつ	intermetatarsal joints	79
中足骨	ちゅうそくこつ	metatarsals	79
中頭蓋窩	ちゅうとうがいか	middle cranial fossa	91
中鼻甲介	ちゅうびこうかい	middle nasal concha	107
中鼻道	ちゅうびどう	middle nasal meatus	107
肘頭	ちゅうとう	olecranon	45
肘頭窩	ちゅうとうか	olecranon fossa	38
蝶形骨	ちょうけいこつ	sphenoidal bone	90, 94, 101
蝶口蓋孔	ちょうこうがいこう	sphenopalatine foramen	108
腸骨	ちょうこつ	ilium	54
腸骨窩	ちょうこつか	iliac fossa	54
腸骨体	ちょうこつたい	body of ilium	52
腸骨大腿靱帯	ちょうこつだいたいじんたい	iliofemoral ligament	53
腸骨翼	ちょうこつよく	ala of ilium	54
腸骨稜	ちょうこつりょう	iliac crest	55
長腓骨筋腱溝	ちょうひこつきんけんこう	groove for tendon of peroneus longus	76
椎間孔	ついかんこう	intervertebral foramen	6
椎孔	ついこう	vertebral foramen	6
椎骨	ついこつ	vertebra	4
椎体	ついたい	vertebral body	6
転子窩	てんしか	trochanteric fossa	67
転子間線	てんしかんせん	intertrochanteric line	67
転子間稜	てんしかんりょう	intertrochanteric crest	67
殿筋粗面	でんきんそめん	gluteal tuberosity	67
殿筋面	でんきんめん	gluteal surface	54

名称	よみがな	英語	ページ
頭蓋	とうがい	cranium, skull	83
頭蓋冠	とうがいかん	calvaria	84
頭頂間骨	とうちょうかんこつ	interparietal bone	85
頭頂結節	とうちょうけっせつ	parietal tuber	85
頭頂孔	とうちょうこう	parietal foramen	88
頭頂骨	とうちょうこつ	parietal bone	85
橈骨	とうこつ	radius	40
橈骨茎状突起	とうこつけいじょうとっき	radial styloid process	42
橈骨手根関節	とうこつしゅこんかんせつ	radiocarpal joint, wrist joint	42
橈骨神経溝	とうこつしんけいこう	groove for radial nerve	37
橈骨切痕	とうこつせっこん	radial notch	45
橈骨粗面	とうこつそめん	radial tuberosity	41
橈骨頭	とうこつとう	head of radius	41
橈骨輪状靱帯	とうこつりんじょうじんたい	anular ligament of radius	41
豆状骨	とうじょうこつ	pisiform bone	47
動脈溝	どうみゃくこう	arterial grooves	88
トルコ鞍	とるこぐら	sella turcica	91
内果	ないか	medial malleolus	73
内後頭隆起	ないこうとうりゅうき	internal occipital protuberance	95
内耳孔	ないじこう	internal acoustic opening	93
内耳道	ないじどう	internal acoustic meatus	93
内側縁 (肩甲骨の)	ないそくえん	medial border	28
内側顆 (大腿骨の)	ないそくか	medial condyle	68
内側顆 (脛骨の)	ないそくか	medial condyle	71
内側楔状骨	ないそくけつじょうこつ	medial cuneiform bone	77
内側上顆 (上腕骨の)	ないそくじょうか	medial epicondyle	37
内側上顆 (大腿骨の)	ないそくじょうか	medial epicondyle	68
内側唇 (粗線の)	ないそくしん	medial lip	67
内側側副靱帯 (膝関節の)	ないそくそくふくじんたい	tibial collateral ligament	68
内側板 (翼状突起の)	ないそくばん	medial plate	111
内側半月	ないそくはんげつ	medial meniscus	68
内頭蓋底	ないとうがいてい	internal surface of cranial base	89
ナジオン		nasion	105
二腹筋窩	にふくきんか	digastric fossa	113
乳頭突起 (腰椎の)	にゅうとうとっき	mammillary process	15
乳突切痕	にゅうとつせっこん	mastoid notch	97
乳突洞	にゅうとつどう	mastoid antrum	97
乳突蜂巣	にゅうとつほうそう	mastoid cells	97
乳様突起	にゅうようとっき	mastoid process	87, 97
破裂孔	はれつこう	foramen lacerum	92, 98

名称	よみがな	英語	ページ
背側面（肩甲骨の）	はいそくめん	posterior surface	28
半月裂孔	はんげつれっこう	semilunar hiatus	108
腓骨	ひこつ	fibula	74
腓骨関節面	ひこつかんせつめん	fibular articular facet	71
腓骨切痕	ひこつせっこん	fibular notch	73
腓骨体	ひこつたい	shaft of fibula	74
腓骨頭	ひこつとう	head of fibula	74
腓骨頭関節面	ひこつとうかんせつめん	ariticular facet	74
鼻咽道	びいんどう	nasopharyngeal meatus	107
鼻腔	びくう	bony nasal cavity	105
鼻骨	びこつ	nasal bone	105
鼻涙管	びるいかん	nasolacrimal canal	103
尾骨	びこつ	coccyx	18
尾椎	びつい	coccygeal vertebrae	18
ヒラメ筋線	ひらめきんせん	soleal line	72
副突起（腰椎の）	ふくとっき	accessory process	15
ブレグマ		bregma	85
分界線（骨盤の）	ぶんかいせん	linea terminalis	59
閉鎖孔	へいさこう	obturator foramen	53
縫合骨	ほうごうこつ	sutural bone	85
末節骨（手の）	まっせつこつ	distal phalanx	49
末節骨（足の）	まっせつこつ	distal phalanx	80
有鈎骨	ゆうこうこつ	hamate bone	47
有鈎骨鈎	ゆうこうこつこう	hook of hamate	47
有頭骨	ゆうとうこつ	capitate bone	47
腰椎	ようつい	lumbar vertebrae	15
翼口蓋窩	よくこうがいか	pterygopalatine fossa	111
翼状突起	よくじょうとっき	pterygoid process	111
翼突窩	よくとつか	pterygoid fossa	111
翼突筋窩	よくとつきんか	pterygoid fovea	113
翼突筋粗面	よくとつきんそめん	pterygoid tuberosity	113
翼突鈎	よくとつこう	pterygoid hamulus	111
ラムダ		lambda	85
ラムダ縫合	らむだほうごう	lambdoid suture	85
卵円孔	らんえんこう	foramen ovale	93, 99
梨状筋下孔	りじょうきんかこう	infrapiriform foramen	56
梨状筋上孔	りじょうきんじょうこう	suprapiriform foramen	56
梨状口	りじょうこう	piriform aperture	105
立方骨	りっぽうこつ	cuboid bone	77
隆椎	りゅうつい	vertebra prominens	12

名称	よみがな	英語	ページ
鱗状縫合	りんじょうほうごう	squamous suture	86
涙骨	るいこつ	lacrimal bone	101
涙腺窩	るいせんか	fossa for lacrimal gland	102
涙嚢窩	るいのうか	fossa for lacrimal sac	103
肋横突関節	ろくおうとつかんせつ	costotransverse joint	14, 23
肋鎖靭帯圧痕	ろくさじんたいあっこん	impression for costoclavicular ligament	26
肋椎関節	ろくついかんせつ	costovertebral joints	14, 23
肋骨	ろっこつ	costae, ribs	22
肋骨窩（胸椎の）	ろっこつか	costal facet	14
肋骨角	ろっこつかく	angle of rib	22
肋骨弓	ろっこつきゅう	costal arch	20
肋骨結節	ろっこつけっせつ	tubercle of rib	22
肋骨溝	ろっこつこう	costal groove	24
肋骨頭	ろっこつとう	head of rib	22
肋骨頭関節	ろっこつとうかんせつ	joint of head of rib	14, 23
肋骨突起（腰椎の）	ろっこつとっき	costal process	15
肋骨面（肩甲骨の）	ろっこつめん	costal surface	28
腕尺関節	わんしゃくかんせつ	humero-ulnar joint	38
腕橈関節	わんとうかんせつ	humeroradial joint	38

髙井省三
たかい しょうぞう
医学博士（解剖学）・体育学修士（健康科学）

1971～1978	北里大学	助手
1978～1982	佐賀医科大学	助手
1982～1989	佐賀医科大学	助教授
1989～1996	筑波大学	助教授
1996～2010	筑波大学	教授
2010	筑波大学	名誉教授

骨学実習アトラス

定価（本体 3,600 円+税）

2010 年 7 月 29 日　第 1 版
2012 年 5 月 28 日　第 1 版 2 刷
2015 年 2 月 6 日　第 1 版 3 刷
2019 年 10 月 7 日　第 1 版 4 刷
2023 年 1 月 21 日　第 1 版 5 刷

著　者　髙井省三
発行者　梅澤俊彦
発行所　日本医事新報社　www.jmedj.co.jp
　　　　〒101-8718 東京都千代田区神田駿河台 2-9
　　　　電話 03-3292-1555（販売）・1557（編集）
　　　　振替口座 00100-3-25171

印　刷　ラン印刷社

©2010 Shozo Takai　Printed in Japan
ISBN978-4-7849-3205-4

JCOPY ＜(社)出版者著作権管理機構 委託出版物＞

本書の無断複写は著作権法上での例外を除き禁じられています。複写される場合は，そのつど事前に(社)出版者著作権管理機構（電話 03-3513-6969，FAX 03-3513-6979，e-mail : info@jcopy.or.jp）の許諾を得てください。